ウイルスVS人類

瀬名秀明 押谷仁 五箇公一 岡部信彦
河岡義裕 大曲貴夫 NHK取材班

はじめに

ＮＨＫ解説委員　中村幸司

新型コロナウイルスの感染拡大を抑える闘い、その本質は何なのであろうか。

新型コロナウイルスの感染は、全世界に広がっている。私たち人類は感染を抑えるために、単に感染防止の対策を徹底させるのでなく、経済的影響を最小限にとどめながら、対策に取り組まなければならないという極めて難しい状況に置かれている。

「このウイルスとどう闘えばいいのか」、その模索が続いている。答えを出すのが容易でないことは、これまでの日本、世界の状況からだれもが認識している。

ただ、答えを手繰り寄せる方法はいくつかあると考えられる。
▽一つが過去の感染症との闘いとその経験から学ぶこと、
▽もう一つはワクチンや治療薬の開発という新型コロナウイルスに立ち向かう強力な

手段を得ることだ。

こうした状況の中、2020年春、NHKは衛星放送で「BS1スペシャル　ウイルスVS人類」というシリーズ番組を2本放送した。2本の番組は基本的には前述の2つの方法に対応している。出演者には、専門家の立場から科学的な根拠、歴史的事実に基づいて、何がわかっているのか、わかっていないことに科学者はどう突破口を見出そうとしているのか、さらに将来の見通しについても指摘していただいた。日々、変わる感染状況や対策を追うというのではなく、このウイルスとの長い闘いをどうとらえたらいいのか、視聴者にその普遍性のある視点を見出してほしいというのが企画の意図である。

本書はその放送内容をまとめ、時間の都合で番組では紹介できなかった内容も含め、議論の全貌をお伝えするものである。

1本目の放送「未知なる敵と闘うために」に出演していただいた専門家は、今回の新型コロナウイルスの感染拡大防止の具体的対策を国に提言し指揮している専門家の一人、押谷仁さん、それに気候変動の生態系への影響やヒアリなど外来生物の研究を進めている五箇公一さんである。このときの討議をもとにしたのが本書の第1部である。

2本目の「ワクチンと治療薬」は、2009年の新型インフルエンザのパンデミック（世界的大流行）をはじめ、国の感染症対策の検討・決定過程で中心的役割を担ってきている岡部信彦さん、感染症やウイルスの研究者で今回のウイルスについてもワクチンや治療薬の研究・開発を進めている河岡義裕さん、多くの患者の治療にあたり、治療法や既存の治療薬の効果の研究を進めている大曲貴夫さんに出演していただいた。こちらが本書第2部にあたる。進行はいずれも、作家で感染症についての著書を発表している瀬名秀明さんにお願いした。瀬名さんには、2本の番組収録のあと、改めてこのウイルスにどう向き合うかについて、考えをまとめていただき、第3部とした。番組では私も医療や科学などを担当するNHK解説委員として、基礎的な仕組みの解説と出演者の方々に疑問を投げかける役割をさせていただいた。

この感染症は、2019年12月に中国の武漢で見つかり、日本を含む各国に感染が広がった。当初はヒトからヒトへの感染は限定的ではないかとの見方もあったがそうではなかった。さらに、これまで人類が経験してきたウイルスとは異なる特徴もわかってきた。すべての人が重症化するわけではなく、むしろ多くが軽症で感染したことに気づいていない人も少なくないとみられている。こうしたことが、従来の感染症対策がそのまま生かせない一因であり、このウイルスを抑え込むのを難しくしている。

日本では、感染の広がり方を分析した結果、感染者の集団「クラスター」を調査し、そこから感染の連鎖を起こさないようにすることが有効とされ、対策の柱として実施された。

中国の武漢や欧米など一部の国や地域では、感染の爆発的な拡大をまねき、医療が患者の増大に追いつけなくなる「医療崩壊」が起きた。日本も2020年3月中頃から感染者が急増した。自治体による外出自粛や休業の要請が行われ、政府の緊急事態宣言が出された。いわゆる「三密」(密閉、密集、密接)の回避など感染対策の徹底が繰り返し呼び掛けられ、医療崩壊はいったん食い止められたとされている。

文明と科学の視点から

第1部は、新型コロナウイルスによるこのパンデミックが、私たちに何を突きつけているのか、ウイルスと人類のこれまでの闘いから考える。

人類はこれまでウイルスのパンデミックに何度となく襲われてきた。1918年のスペイン風邪だけでなく、2009年の新型インフルエンザ、そして世界的な流行にはなっていないが、2000年以降、今回と同じコロナウイルスに分類されるウイルスによる感染症、SARS（重症急性呼吸器症候群）とMERS（中東呼吸器症候群）などである。しかし、こうした感染症の経験がありながら、私たちは今回のコロナウイルスと長期戦を覚悟しなければならないとされているのはなぜなのだろうか、というのが大きな問いの一つだ。

現代は、これまでのパンデミックが起こった時代とは、社会や経済などの状況が異なる。特に大きいのが交通機関の発達などグローバル化の急速な進行である。この現状が感染症のリスクを上げ、対策を困難にしている。グローバル化は、地球規模の温暖化やそれに伴う生態系の変化が投げかけている問題と共通した面がある。海外から侵入してくる外来生物への対策の経験は、新型ウイルスの対策と重なる部分が多いのである。外来生物の思わぬ生存戦略を掘り下げると、感染症の対策に求められる重要な切り口が見えてくる。

ウイルスの問題は、地球誕生以来、長い時をかけてつくりあげられた自然・環境に、人類文明がどう向き合うかを問いかけているように思えてくる。

第2部は、ワクチンと治療薬についてである。今回のコロナウイルスの感染を収束させるためには、ワクチンか治療薬の開発が必要だとされている。いずれも時間がかかると考えられているが、現状はどこまで進んでいるだろうか。

ワクチンの研究開発では、すでに臨床試験に入ったものがある。期待が大きい一方で、有効性などが確かめられて、世界の多くの人がワクチン接種を受けられるようになるというゴールにたどりつくには、いくつものハードルがあるという。どういった戦略でワクチン開発を進めていくべきなのであろうか。専門家の議論に注目してほしい。

治療薬は、もしかすると早道があるかもしれないとして研究が進められている。既にある他の病気の治療薬の中に、効果のあるものが見つかれば、新型コロナウイルスの治療薬として投与できるからである。例えば、別のウイルスの増殖を抑える薬が同じように新型コロナウイルスの増殖も抑えて効果があるかもしれないと期待されている。一定の有効性を示したとする研究はみられるが、決定的に効果のあるものは既存の薬の中から見つかっていないのが現状である。

既存薬ではなく新型コロナウイルス患者の治療をターゲットにした全く新しい薬の開発も進められている。新薬開発には一般に長い時間が必要になるが、最新技術を駆使してアプローチし、いち早く新薬に結び付けようという試みも紹介する。

ワクチンや治療薬は、新型コロナウイルスの問題を「抑えることの難しい感染症」から「一般的な感染症の一つ」へと変える、あるいは近づける切り札となりうる。今後越えなければならない課題は少なくないが、それを切り崩し、解決への道を拓《ひら》くために専門家が何を考えて取り組んでいるのか、関心の高い点であろう。

本書のもとになったBS1の番組の収録のタイミングをみると、1本目の「未知なる敵と闘うために」は、日本では北海道などで感染拡大がみられ、全国に学校の休校が要請された後で、WHO（世界保健機関）が世界的大流行にあたるパンデミックを宣言した直前にあたる。その後、各地でクラスターの確認が相次ぐようになり、東京都などで感染拡大が顕著になって、知事が外出の自粛などを要請した。政府は特別措置法に基づき、7都府県に緊急事態宣言を発表した。宣言の対象は全国に拡大されたが2本目の「ワクチンと治療薬」は、全国が宣言の対象となった翌々日の収録だった。

緊急事態宣言により、全国的に外出の自粛、店舗の休業などが要請され、人と人との接触を8割削減するよう求められた。全国的にみると4月をピークに感染者の報告が減少に転じた。大型連休をすぎた頃から自治体による自粛要請の一部が解除されるようになり、さらに緊急事態宣言も5月25日に解除された。経済を立て直すきっかけとして歓迎される一方で、対策のゆるみから第二波、第三波が起きないか、それが大きな山にならないか心配する声が聞かれる。

エボラ出血熱の治療薬として開発され、本書でも紹介している「レムデシビル」という薬が2本目の番組収録後にアメリカで承認され、日本でも新型コロナウイルス治療薬として特例的に短期間で承認された。ただし、効果については見解が分かれている。効果はもちろん、どのように投与するのが適切なのか引き続き検討が求められている。

このように、新型コロナウイルスの感染の広がり方、治療をめぐる研究は時々刻々進んでいる。しかし、本書で展開されている議論、指摘はそのまま現在に当てはまるものである。それは、科学的データと過去の経験、歴史的事実に基づいて、専門家が分析し、論じているためである。

本書は、新型コロナウイルスの対策、そして今後必ず現れると覚悟しておかなければならない次の新型ウイルスによるパンデミックへの備えを考えるとき、一つの道を示してくれるものと考えている。

感染症との闘いの本質とは何なのか。是非、本書でその答えを導き出してほしい。

２０２０年5月28日

ウイルスVS人類◎目次

本書は、第1部はNHK「BS1スペシャル　ウイルスVS人類　未知なる敵と闘うために」（2020年3月19日放送）、第2部は「ウイルスVS人類2　カギを握るワクチンと治療薬」（2020年4月25日放送）をもとに再構成の上、加筆したものです。第3部は書き下ろしです。

第1部　未知の敵と闘うために

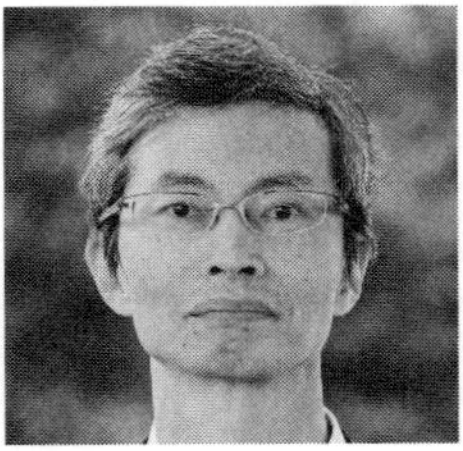

撮影　佐々木隆二

瀬名秀明（せな　ひであき）
東北大学大学院薬学研究科在学中に『パラサイト・イヴ』で作家デビュー。『BRAIN VALLEY』で第19回日本SF大賞を受賞するなど、最先端の科学的知識をバックグラウンドとした多くの小説作品を著す。科学の世界を伝える仕事も多く手掛け、東北大学機械系特任教授（SF機械工学企画担当）も務めていた。2009年の新型インフルエンザのパンデミックに際し、糖鎖ウイルス研究者の父・鈴木康夫氏が監修を務めた『インフルエンザ21世紀』（文春新書）、押谷仁氏との対談『パンデミックとたたかう』（岩波新書）を刊行。薬学博士。

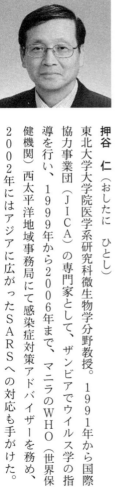

押谷　仁（おしたに　ひとし）
東北大学大学院医学系研究科微生物学分野教授。1991年から国際協力事業団（JICA）の専門家として、ザンビアでウイルス学の指導を行い、1999年から2006年まで、マニラのWHO（世界保健機関）西太平洋地域事務局にて感染症対策アドバイザーを務め、2002年にはアジアに広がったSARSへの対応も手がけた。

２０１８年から日本の新型インフルエンザ対策にも携わり、２０２０年２月から、厚生労働省の新型コロナウイルス・クラスター対策班。政府の新型コロナウイルス専門家会議メンバー。医学博士。公衆衛生修士。

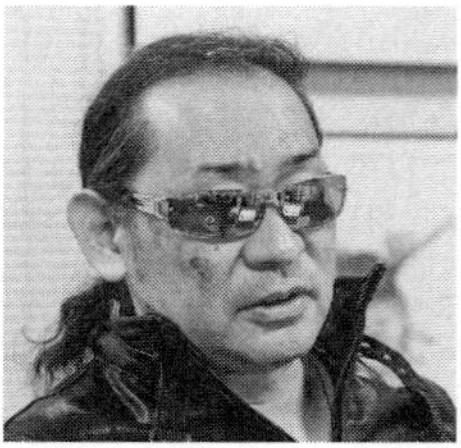

五箇公一（ごか　こういち）

生態学者。京都大学大学院修士課程修了後、宇部興産株式会社で農薬の開発研究に従事。１９９６年、国立環境研究所入所。生物多様性保全を業務として、外来生物や化学物質による生態影響評価の研究プロジェクトリーダーを務める。現在、国立環境研究所生物・生態系環境研究センター（生態リスク評価・対策研究室）室長。ヒアリやマダニなどの防除対策に詳しい。主な著書に、『終わりなき侵略者との闘い増え続ける外来生物』（小学館クリエイティブ）、『クワガタムシが語る生物多様性』（集英社クリエイティブ）など。農学博士。

グローバル時代のパンデミック

２０１９年12月上旬に、武漢市で原因不明の肺炎患者が確認され、12月31日、WHO（世界保健機関）に報告された。この感染症は、同年11月頃、中国で発生したとみられる。２０２０年１月７日、この感染症の病原体が新型コロナウイルスであると判明、WHOは１月31日に「国際的に懸念される公衆衛生上の緊急事態」を宣言、３月11日にはついにパンデミック（世界的な大流行）を宣言した。世界の感染者数はおよそ５６０万人を超え、死者数はおよそ35万人にのぼっている。

日本でも２０２０年１月16日に最初の感染者が確認された。政府は２月27日には全国の小中高校への休校を要請、４月７日には７都府県に緊急事態宣言が発令、16日には全国に拡大された。日本国内の感染者数１万６６９６人、死者数は８６９人

（クルーズ船をのぞく。ただし帰宅後の感染確認は含む）。外出自粛や店舗への休業などの要請が行われ、人々は不安の中で暮らしている。

14世紀のペストの大流行や、第一次世界大戦時のスペイン風邪など、人類はこれまでにも様々な感染症と闘い、膨大な数の命が失われてきた。

そして今、グローバル化が加速する中で、未知のウイルスが人類を襲っている。果たして、この危機を乗り越えることはできるのか？　私たちに求められているものは何なのか？　歴史から学び、未来を見つめる。

（本書で示す数字は2020年5月27日時点のもの）

瀬名　いまから11年前の2009年、H1N1ウイルスによる新型インフルエンザのパンデミックが起こりました。私はこのとき、ウイルスの研究者だった父（鈴木康夫氏）とともに多くの研究者に取材し、これまでのパンデミックとの闘いについて、自分なりに2冊の本にまとめました。今回の新型コロナウイルスの世界的拡大を前にして、11年前のパンデミックと比較してみると、やはり多くのことが変わっている。

ウイルスそのものが違うだけではなく、この10年余りで世界や人間社会が大きく変わっていて、それが感染症とどう向き合うかにも関わってくるように思います。

まず僕自身の印象でいえば、今回の新型コロナウイルスの感染症については、わずか1か月2か月で急速に社会の状況も変わっていってしまった。気がついたら、感染症が広まっていて、私たちもどういうふうに対応したらいいのか、わからなくなってしまったというのが、今回の非常に大きな特徴ではないか、と思うのです。

2019年の年末に中国から報告があったのですが、なかなか本質的なところがよくわからなくて、年が明けてから、だんだん多くの感染拡大が報じられるようになった。そこで、これはいつもと違う、何か新しい危機が起きているのではないかとなって、今度は、急にイベントの自粛や、一般の人々の行動制限なども呼び掛けられるようになり、中国やヨーロッパではロックダウン（都市封鎖）まで行われるようになりました。

押谷　この新型コロナウイルスによる感染症の特徴は、非常にわかりにくい、見えにくいことにあります。詳しくは後ほど述べますが、この感染症では、無症候感染といって、感染しても症状が出ない人、症状が軽い軽症者がかなり多くいるのが特徴です。そして、無症候の感染者は自覚がないままに感染を広げてしまう危険性が高い。たとえば、２００３年に流行したＳＡＲＳ（重症急性呼吸器症候群）ではほとんどの感染者が重症化したので、感染者とそうでない人を見分けることが容易だった。しかし、今回のコロナウイルスの場合には、感染者の広がりを把握することが非常に難しいのです。

感染自体は、恐らく２０１９年11月には始まっていたと思われます。２０２０年３月の時点で、既に中東ではかなりの国で広がっていますし、アジアでも相当な国で広がっています。数週間前の２月半ばには、恐らくパンデミックの状態だったと思います。

最初に、武漢で感染が発見されたときに、シーフードマーケットが感染源ではないかという情報がありましたが、あれはあくまでもクラスターだった一つの可能性があります。野生動物が売り買いされているマーケットが危険だというのは、ＳＡＲＳの経験からわかっていました。だから武漢でも市場が危ないのでは、と思われていたところに、市場の周辺で肺炎の患者が多発した。これはおかしいと思って調べたら、新しいウイルスが見つかったということだと思われます。マーケットで感染が始まったのではなく、この時点で、すでに武漢には非常に多くの感染者がいた。そして、武漢を封鎖した1月23日には、中国の各地、さらには世界にウイルスが広がってしまっていたわけです。

瀬名　五箇先生は外来種の専門家ですが、そうした外から来た生物が感染症をもたらすケースも注目されています。世界がグローバル化してくることによって、さまざまな外来の生物が日本にも入ってきているし、日本から世界に出ていくといったことが、急激に加速しているのではないか、と懸念されていると思いますが、いかがでしょうか。

五箇　最近、話題になったケースでいえば、ヒアリですね。南米原産で、尻に毒針をもっていて、巣に近づくものに集団で襲いかかる。アレルギー体質の人が刺されると、激しいショック症状を起こして、最悪の場合は死に至ることもあります。このヒアリは20世紀のうちには北米までしか侵入していなかったのが、21世紀になってニュージーランド、オーストラリア、そしてシンガポール、中国南部、台湾に急速に分布を拡大していったのです。そして、日本でも2017年になって初めて神戸港で、中国の広州からのコンテナから発見された。

なぜ、このタイミングでヒアリが急に来だしたかというと、まさにその原因がグローバル化なんです。中国の経済が発展して、荷物のやりとり、それから人の行き来がすごく増える中で、ヒアリも必然的に侵入チャンスが高まった。しかも、いま中国は一帯一路政策をとっていますから、東へ西へ、外来種も拡散するし、ウイルスも広がりやすくなっている。僕の知っている限りでも、野生生物由来の感染症で、わずか2か月のうちに、南極大陸以外のすべての大陸に上陸を果たしたといったケースは他に類を見ません。それはやはりコロナウイルスそのものの感染力以上に、やっぱり人の動く速度と距離、そして量が飛躍的に拡大している、そして世界の距離が縮んでいるというのが一番大きな原因だと思いますね。

日本は海に囲まれていたために長らく比較的安全とされてきたのですが、海上輸送の拠点、もしくはハブとなる港が100港を超えます。つまりどこからでもモノが入る、人が入る。逆にいえば、海に囲まれているがゆえに、外来種が入りやすい国になっているわけです。

押谷　たしかにＳＡＲＳの流行が起きた２００３年とは、まったく違う世界に我々は生きていると思います。香港が中国に返還されたのは１９９７年ですが、２００３年当時は、ようやく中国本土から香港へ、一般の人たちの行き来が活発になっていった頃でした。ＳＡＲＳウイルスも、広東省からいったん香港に出て、香港のホテルを経由して世界に広がっていったのです。ところが、今では中国からダイレクトに飛行機で、世界とつながっている。武漢にも、日本からの直行便が毎日飛んでいます。そういうなかで、新型コロナウイルスは非常に速いスピードで世界中に広がってしまった。そのスピードを与えたのは人類なんです。

年間に航空機で移動する人口は35億。この15年あまりで倍増した。中国の経済成長も、地球規模の人の交流をさらに加速させている。

２０１３年に発表された一帯一路構想。かつてのシルクロードのように、アジアとヨーロッパを陸路と海路でつなぐ壮大な計画だ。この10年で、中国とヨーロッパを行き来する列車も大幅に増加。グローバル化が急速に進む中で発生したのが、新型コロナウイルスだったのだ。

コロナウイルスとは？

表面の突起がコロナ＝王冠に似ていることから名付けられたコロナウイルス。ヒトに感染するコロナウイルスはこれまでに６種類が発見されていた。そのうち４種は、一般的な風邪を引き起こす原因で、症状は軽い。問題は残りの２種だ。

その一つが２００３年に感染が広がったＳＡＲＳ。前年の２００２年11月に中国の広東省で始まり、アジアを中心に北米まで広がって、約８か月のうちに、およそ８０００人が感染し、７７４人が死亡したと報告された。野生のコウモリが由来のウイルスで、致死率はおよそ10％とされる。

２０１２年にサウジアラビアで発生したＭＥＲＳ（中東呼吸器症候群）は、ヒトコブラクダからヒトへ感染。主に中東諸国に広がり、重症化して死亡する割合が、およそ34%と極めて高い感染症だ。ただしSARSもMARSも日本には入らず、国内で流行は起こっていない。

そして、今回の新型感染症を引き起こしているのは、7つ目のコロナウイルスとなる。SARSやMERSほど強い毒性はないが、致死率はインフルエンザよりもはるかに高いと見られている。

中村解説委員 ヒトの体に入って、感染症を引き起こすものとしては、ウイルス、細菌があります。ウイルスは、遺伝子（DNA、RNA）と、それを包む殻のようなもので成り立っている非常に単純な構造でできていて、大きさは細菌の10分の1から100分の1くらいと、非常に小さくなっています。通常の光学顕微鏡では見ることができず、ウイルスを見るには特殊な顕微鏡が必要です。

ウイルスはヒトの体に入りますが、自分自身だけでは増殖することができません。そのため、ヒトの体の細胞の力を借りて体の中で増殖します。自分だけでは増殖できないことから、ウイルスは生物ではないと、一般にはみなされています。

ウイルスが増殖すると、人体では体の温度をあげること（発熱）で排除しようとします。さらに、さまざまな免疫反応を起こして、このウイルスを攻撃しようとします。ただそれまでに出会ったことのない未知のウイルスに対して、免疫は十分に働くことができません。このため、新しいウイルスが出現すると、感染が一気に広がったり、重症化したりする危険性が高く、警戒が必要だと考えられているのです。

押谷　今回のコロナウイルスによる感染症が出てきたときは、季節性インフルエンザ（毎年冬に流行するインフルエンザ）とそんなに大きく変わらないのではないか、という見方もありましたが、インフルエンザとはまったく違う病気です。特に高齢者にとっては季節性インフルエンザよりもはるかに危ないウイルスだといえるでしょう。

最大の違いは、季節性インフルエンザは、多くの場合、ウイルスそのものは人を殺しません。インフルエンザにかかったことで、体力が奪われ、細菌性の肺炎になったり、心筋梗塞や脳梗塞を起こしたりして、死に至るケースがほとんどなんです。直接の死因は、ほとんどの場合、インフルエンザではなく、インフルエンザをきっかけにして起こるインフルエンザ関連死です。

それに対して、この新型コロナウイルスは、ウイルスが肺の中で増殖をして、ウイルス性肺炎を起こします。つまり、ウイルスそのものが人を殺すのです。ウイルス性肺炎は非常に治療が困難な病気なので、人工呼吸器やECMO《エクモ》（体外式膜型人工肺装置）といった高度な機械を使わないと救命ができなくなるケースが増えてしまう可能性があります。

死亡者数をみていくと、20代、30代はかなり少なくて、年齢とともに増えていき、80代、90代になると非常に多くなっています。

軽症の人でも、CTを撮ると、肺の下のほうで肺炎を起こしていた、といったケースはいろいろなところで報告されています。つまり、そういった軽症で済んだ人たちは、肺の中のウイルスを制御できたと考えられます。その場合は、それほどひどいウイルス性肺炎は起きません。年齢がいくに従って、それが制御できない人たちが出てくる。そのことによって重症化していくといったメカニズムである可能性があります。

瀬名　そのウイルスの制御のできやすさ、できにくさはどこで決まるのでしょうか。

押谷　実は、そこがよくわかっていません。年齢とともに、免疫能がだんだん落ちてくることと関係があるのではないか、とも考えられますが、基礎疾患の有無など、いろいろな要素が絡んでいる可能性は高いでしょう。入ってくるウイルスの量とも関係があるかもしれません。比較的若い、40代、50代くらいの人たちでも、大量のウイルスが入ってくると制御し切れなくなる可能性もあります。

野生生物からヒトへ

瀬名　２００９年の新型インフルエンザは豚に由来するものでした。エボラ出血熱はコウモリやサルから感染したとされていますし、ＭＥＲＳはヒトコブラクダが主な保有宿主です。今回の新型コロナウイルスもコウモリからヒトに入ってきたのではないか、と言われていますね。

この動物からヒトへの感染は、１９７０年代から研究者が注目し始めるようになりました。ロバート・ウェブスターというニュージーランド出身のウイルス学者が、ヒトのインフルエンザウイルスが、水鳥などのインフルエンザに由来するものだと突き止めた。そこから、人獣共通感染症の研究が進められてきました。このウェブスターは〝インフルエンザ・ハンター〟とも呼ばれ、東京大学医科学研究所の河岡義裕先生なども彼のもとで研究されていました。

新型コロナウイルスがどこから来たかを考えるとき、人間と自然界との関係を考える必要があると思いますが、五箇先生、いかがでしょうか。

五箇　新しいウイルスはどこから来ているかというと、野生生物から由来しているものが非常に多いと考えられています。

2007年くらいの研究データになりますが、中国南部に住んでいるいろんな種類のコウモリを調べると、やっぱりそれぞれのコウモリ種ごとに特異的なコロナウイルスが寄生しているわけですね。ウイルスというのは、そういう形で自然宿主と共生している。いい換えれば、その種の中に閉じ込められているのですが、そうしたウイルスは常に変異を起こしているんです。その変異がたまたま新しい宿主に出会ったときにうまくマッチングすると、一気にまた広がるということを繰り返しているんですね。

そういう意味で、ウイルスは常に進化を続けているのですが、変異をしても、宿主などの環境にうまくマッチングするとは限りません。多くの場合、その進化は失敗します。マッチングできない場合は、そのままそのウイルスは消滅する。一気に感染が広がるのは、たまたま新しい宿主にマッチングするタイプが出たときなんです。

そういった恐らく野生生物の中で閉じ込められていたウイルスが、人間が活動域を拡大していく、どんどん自然の中に入り込んでいくなかで、人間が持ち込んだ家畜などに野生動物からのウイルスがたまたま感染すると、そこでまた変異を起こして人間に感染するタイプに変化する。それが動物由来の新型感染症発生の主要なプロセスと考えられています。今回の新型コロナウイルスもおそらく、もともと野生型がいて、そこから変異を起こしたものが人間社会に入り込んできているという構図になるだろうと推測できます。いま遺伝解析がどんどん進められていますが、いちばんタイプが近いのはコウモリに由来するウイルスであるというふうに考えられています。

なぜこうしたことが起きているか。要は、我々人類が自然環境を破壊して、生き物たちの世界に踏み入ることで、野生生物たちが持っているウイルスに接触する機会がものすごく増えているからなんです。

そこで、示唆に富む例だと思うのがカエルの新興感染症です。カエルツボカビという両生類の皮膚にだけ特異的に寄生する真菌の一種が病原体となって、1980年代以降にパンデミックを引き起こして、特に中南米やオーストラリアで、標高の高いジャングルに住む貴重な両生類が絶滅に追いやられているという事態に陥ったのです。また食用のウシガエルや、実験用のアフリカツメガエルといった世界中に広がっている外来種の感染率も高く、彼らがカエルツボカビ菌のキャリアー（運び役）となっていることも指摘されていました。しかし、アジアにおいてはこの菌による被害の報告がなく、未侵入エリアとされていたのです。

それが2006年12月、日本でも、外国から輸入したペットのカエルから、このカエルツボカビ症が見つかった。日本のカエルは絶滅するぞというので大騒ぎになって、我々が調査したところ、意外な事実が判明しました。実は日本固有のオオサンショウウオに、古くからこのカエルツボカビ菌が寄生していることがわかったのです。100年以上前のオオサンショウウオの標本からも、この菌の感染が確認されました。

さらには世界と比較しても、日本およびアジアのカエルツボカビ菌の遺伝的多様性が高いこともわかってきた。また感染実験の結果、日本の両生類は感染しても発症しないことがわかった。つまり、日本には古くからカエルツボカビ菌が存在し、むしろ、日本から世界へ伝播していったのではないか、ということになったのです。アジアのカエルたちは、すでにこの菌への抵抗性を獲得していたので発症しなかったわけです。日本の両生類も海外で人気があり輸出されていましたし、ウシガエルなどによる伝搬もあって、菌が世界にばらまかれたと考えられています。さらにはエコツーリズムの流行で、いろいろな国の観光客が土足でジャングルの奥地にまで分け入っていくことで、菌が持ち込まれて珍しいカエルたちが次々と感染してしまったのです。

つまり、ジャングルから未知の病原体が持ち出されることもあれば、その逆に、人間が野生生物に感染症を持ち込むこともある。そういう世界に我々は生きているのです。

新型コロナウイルスの〝見えにくさ〟

中村　このコロナウイルスの〝見えにくさ〟とは、一言でいえば、感染してから確認までに時間がかかるということです。一般的には感染したあと、平均5日から6日の潜伏期間を経てから、風邪のような比較的、軽い症状が1週間程度続き、その後、重症化します。感染してから確認までおよそ2週間、あるいはそれ以上かかることもあるとされています。

もう一つが、症状が軽い人が多いということです。新型コロナウイルスに感染した人のおよそ80%が軽症だということがわかっています。さらに感染しても無症状の人も多いとされています。ですから自分が感染したことに気がつかずに周りにウイルスを広げてしまっている人もいると考えられています。

瀬名　このコロナウイルスの性質についてうかがいたいのですが、よく今までは、ウイルスの性質をあらわすのに、感染した場合、どれくらいの人が命を落とすかという致死率や、あるいは1人の感染者が何人の人にうつすかという数（基本再生産数）で、そのウイルスの恐ろしさが論じられてきたと思います。それによって、被害を予測し、対策が講じられてきた。しかし、今回の新型コロナウイルスでは、必ずしもそうした尺度で測れるのか、という違和感を感じています。というのは、このウイルスは、たとえばインフルエンザと比べて必ずしも爆発的な感染力を持っているともいいがたいのではないか。またSARSやMERSと比べても致死率がとびぬけて高いというわけでもなさそうだ。しかし、それにもかかわらず、社会的にはきわめて大きなインパクトを与えている。こういうウイルスは、今まで我々は知らなかったように思うのです。

押谷　いま瀬名さんが言われたように、ウイルスには感染性と病原性の二つの側面があります。感染性が高いということは、感染しやすい、広がりやすいということです。病原性が高いということは、重症化しやすい、あるいは致死率が高いということになる。一般に、病原性が高すぎるウイルスは感染性が低くなる傾向がみられます。たとえばエボラ出血熱を起こすエボラウイルスは致死率がおよそ70％と非常に高いのですが、通常は空気感染も飛沫感染もしません。

２００３年のＳＡＲＳは、今から思うと、非常に制御のしやすいウイルスでした。というのも、ほとんどの感染者が重症化するので、その重症者を追跡していけば、ほとんどすべての感染連鎖を見つけることができたのです。

瀬名　ＳＡＲＳは感染の初期には他人への感染性が低く、周りにうつし始めるようになるのは、ほとんどが重症のウイルス性肺炎になってからなんですね。だから、医療関係者への感染が非常に多かった。

押谷　そうです。重症患者と接触した人たちを調べていって、感染連鎖をすべて断つことによって、世界的な封じ込めに成功したわけです。

一方、２００９年にパンデミックを起こした新型インフルエンザは、ウイルスの性質が違いました。一般にインフルエンザの場合、ウイルスに感染したごく初期に、高い感染性があります。だから、いったん感染が広がってしまうと、それを食い止めることはできない。感染拡大のスピードを少し抑えるぐらいのことしかできないのです。

この二つと比べると、新型コロナウイルスの性質や対処法も少しずつ見えてきます。感染連鎖が見えやすいＳＡＲＳに対して、新型コロナウイルスは、約80％が軽症だという調査もあるように、感染しているかどうか外からはわからない人たちがたくさんいます。そしてウイルスの運び手となってしまうので、現在の感染状況すら把握することが非常に難しい。そのため、ＳＡＲＳのようには封じ込めができませんでした。

一方、この新型コロナウイルスは、感染しても、８割ぐらいの人はほかの誰にも感染させていないということがわかってきました。ごくわずかな数％の人たちが、10人とか20人に感染させている。その感染が起きてしまった場所が、我々がいまクラスターと呼んでいる集団になります。このクラスターが連鎖的につながっていくと、非常に大きな流行になってしまうのですが、逆にいえば、クラスターさえつくらないようにすれば、感染拡大を制御することは可能だということがわかってきました。その意味では、２００９年のインフルエンザのように、まったく感染のコントロールができない感染症ではないと考えられます。

SARSと新型コロナウイルス感染症の違い

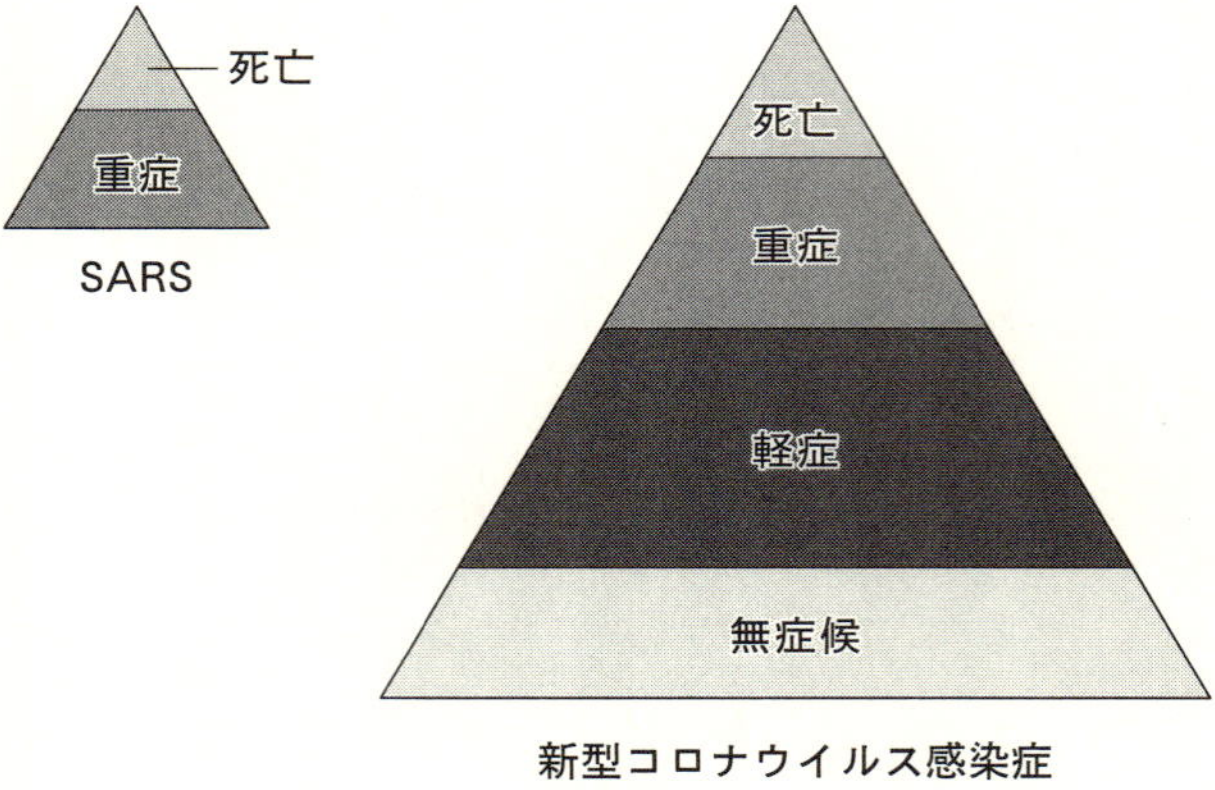

たとえば中国は、1月23日の武漢封鎖以降は、各都市で非常にうまくこのウイルスを制御しています。それは人が集まらないようにしているからです。人が集まらなければクラスターは起きないということだと考えられます。

感染症を図にしてみますと、このピラミッドの下のほうが、感染してはいるが症状が出ない例、無症候感染例です。その上に、軽い症状が出た軽症例があり、その一部が重症例となり、さらにその一部が死亡に至ってしまうわけですが、この新型コロナウイルスの特徴は、繰り返しになりますが、この一番下の部分である無症候例と軽症例が非常に多いということなのです。そのことがすべてのことを見えにくくしている。症状が出ないので、感染しているかどうかもわからない人たちがたくさんいる。そうなると感染者数すらきちんと把握することが難しい。いろいろな数理モデルなどを使って、推計をしているのですが、実態はわからない。致死率というのは、感染者数のうち、どのくらいの死亡者が出たかを表すものですから、母数となる感染者数がわからなければ、致死率は正確にはわからないのです。

瀬名　たとえば今1000人の感染がわかっていて死亡者数が100人ならば、致死率は10％ということになりますが、実は無症候で感染がわからなかった人がほかに9000人いたとなれば、致死率は1％だったということになるわけですね。だから、数字だけで見ていると、判断を間違えてしまう可能性もある。

押谷　感染者数が増えていくと、このピラミッド全体も大きくなって、重症化する人や死亡者も増えていってしまう。だから、ピラミッドの拡大を何とか抑え込もうという構図になります。

今回のコロナウイルスの特徴は、のどなどの上気道でウイルスが増えることで感染が広がっていることだと考えられます。SARSなどは下気道、すなわち肺の中でしか増えません。だから、医療行為として、気管内挿管などをおこなって、肺の中からウイルスを外に出すときに、医療従事者などに感染したりする。

今回のコロナウイルスの場合、ごく限られた感染者が、上気道、のどに非常に高いウイルス量、多くのウイルスを持っている。その人たちは必ずしも明確な症状がないので、普通に行動し、感染を広げてしまうのです。クラスターを形成するきっかけになった人の中には、のどが痛いという症状くらいしかなく、気がつかないうちに多くの人に感染を拡げたと考えられるような例もあります。くしゃみとかせきをしていない人たちが感染させているので、今まで考えられてきたような感染経路ではないような形で、おそらく感染が進んでいたのだと考えられます。

一方、前にも述べたように、今回のコロナウイルスで重症化する人は、肺でウイルスが増えているんです。つまり病原性＝症状の重さは肺のウイルス量で決まり、感染性＝うつりやすさはのどのウイルス量で決まっている。感染性と病原性がまったくリンクしていないところが、このコロナウイルス対策の難しいところなのです。

進化生物学からみたウイルスの戦略

五箇　今回のコロナウイルスをみていると、ウイルスの戦略が功を奏しているように感じられるんですね。ウイルス自身には意思はありませんが、常に変異をして進化し続けるうちに、今回は本当にうまく人間社会に適応してしまった。

ポイントは、先ほどから押谷先生が言われているように不顕性《ふけんせい》（症状が出ないこともあること）です。ひたひたと人間の中で隠れながら広がることができる。このほうが戦略として効率的なのは、生物の世界でも、やはり目立つやつは排除・防除の対象となって、淘汰の圧力がかかるからなんです。

このウイルスは、人を死に至らしめるという目立つ部分は本当に氷山の一角にすぎなくて、あとは全部水面下で活動しているわけですね。症状も出さないまま、感染を広げていく。そうなると、人間による駆除・防除という淘汰がかかりにくくて、感染の連鎖がずっと続いてしまう。たとえばエボラウイルスみたいに、あまりにも致死率が高いと、人間も必死に食い止めようとするし、宿主がすぐに死んでしまうので、なかなか地球規模に広がるのは難しい。その意味では、新型コロナウイルスは、進化生物学的には非常によくできたウイルスだといえます。

押谷 実は２００３年にＳＡＲＳが流行したときに、私たち研究者の間では、もしＳＡＲＳウイルスがもっと感染性を増したらどうなるだろうか、という議論をしていたんです。そうなると、病原性は下がるだろうけれども、そのために、かえって広がりやすくなる。非常に制御しにくいウイルスになるだろうという議論になったのですが、今回の新型コロナウイルスは、まさにそういうウイルスが出現してしまったことになります。

瀬名 ウイルスにとっては優れた戦略でも、人間からすると、対策が難しいですね。

五箇 非常に巨視的にみるならば、生態系というのは常に生物同士の足の引っ張り合いで、すべての生物が利己的にみずからの遺伝子を増やす戦略を取っている。人間は人間で増えようとし、ウイルスもウイルスで増えようとしている。今はその競争の中でウイルスが優勢だといえるかもしれません。

過去の闘いから何を学ぶか？

　人類の命を最も奪ってきたもの。それは、戦争でも自然災害でもなく、ウイルスや細菌の感染爆発＝パンデミックだ。

　14世紀、ヨーロッパで大流行したペストは1億人を死に至らしめた。当時の世界の人口は4億5000万人とも推計され、人口の2割以上が命を落としたことになる。

『カミング・プレイグ　迫りくる病原体の恐怖』の著者で、科学ジャーナリストのローリー・ギャレット氏はこう語る。

「コロンブスがアメリカ大陸に上陸したころ、アラスカからチリまで広範囲に暮らしていたアメリカ・インディアンたちには、梅毒やはしか、インフルエンザに対する免疫能力がありませんでした。多くの人々は、アメリカ・インディアンを征服したのは、スペイン人であり、ポルトガル人だと思っていますが、抹殺したのは病原体だったのです」

16世紀、スペインのピサロやコルテスが南米大陸に上陸し、インカやアステカの国々を征服した。わずかな兵力で勝利を収めた理由は、銃や鉄製の武器に加え、スペイン人が感染症を持ち込んだからだ。この時代、免疫がなかった南北アメリカの先住民、およそ5600万人が死亡した。

悲劇は20世紀にも起きた。1918年に全世界で8億人が感染したのが「スペイン風邪」と呼ばれるインフルエンザのパンデミックだ。第一次世界大戦の末期、戦死者1000万人をはるかに超える4000万人以上の死者を出した。日本でも患者数2300万人、死者38万人という大きな被害を出している。

さらに1957年のアジア風邪というインフルエンザでは、世界でおよそ200万人、日本でも5700人が亡くなった。

新しい感染症が登場するたびに、人類はワクチンを開発するなどして、ウイルスと闘ってきた。しかし、常に未知のウイルスが襲いかかる。

1997年には、強い毒性を持つ鳥インフルエンザウイルスH5N1が、香港で初めて人に感染、6人の死者を出した。科学者たちは、鳥インフルエンザウイルスが、変異を起こすことを懸念している。

たとえば、ヒトのインフルエンザウイルスにかかったヒトが鳥のインフルエンザウイルスにも同時に感染した場合、一つの細胞の中で両方のウイルスの遺伝子が組み変わり、新たなウイルスが生まれる可能性があるのだ。

このほか、ヒトと鳥のインフルエンザウイルスが豚の体内で混ざり合うケースや、遺伝子そのものが突然変異するケースもある。こうした新型のウイルスがヒトからヒトへと感染する事態が恐れられている。もし、強い毒性と感染力を合わせ持つ新型インフルエンザウイルスが登場し、パンデミックを起こせば、その被害は凄まじいものになる。

国立感染症研究所（感染研）の想定では、東京で感染が起きた場合、1人の感染者からわずか2週間で35万人に拡大していく恐れもあるという。

実は世界は、強い毒性を持つタイプのウイルスには警戒を強めていた。ところが、想定通りにはいかないのが、人類とウイルスとの闘いだ。

２００９年にメキシコで発生し、パンデミックを起こした新型インフルエンザは豚由来のもの。だが、毒性はそれほど強いものではなく、死者は日本で２０３人。世界全体ではおよそ1万９０００人と、想定されていた被害を大きく下回った。そして、今回11年ぶりに世界的なパンデミックを起こしたのは、インフルエンザウイルスではなく、対策の準備をまったくしてこなかった新型のコロナウイルスだったのだ。

瀬名 今まで我々は、いろいろな感染症の脅威を人類の歴史の中で体験してきたわけですね。そして、それに対する対策も向上させてきたはずでした。

実際に、日本でも２００９年のインフルエンザ・パンデミックを受けて、２０１２年に新型インフルエンザ等対策特別措置法が制定されました。国も、主にインフルエンザを想定してのことですが、いわゆる「最悪のシナリオ」を描いて、ワクチンや抗ウイルス薬の備蓄などの対策を取ってきたわけですね。

しかし、今回のコロナウイルスは、そうした過去の経験とはまったく違った想像力が必要とされる事態になってしまったと思うのです。

僕も小説家として、ホラーやSFなどを書くなかで、さまざまな危機を思い描いてきました。その意味では、自分も小説家としての想像力が足りなかったのではないか、考え方の方向性が限られていたのではないか、と内省を迫られるところがあります。

押谷　こういう新興感染症が将来大きな問題になると言われたのは、1980年代の後半ぐらいからなんですね。それが21世紀になって、グローバル化の進展とともに非常に大きな問題になるという可能性が指摘されてきました。実際に、21世紀に入ってからSARSの流行や、高病原性鳥インフルエンザH5N1のヒトへの感染が相次いで、世界が感染症に真剣に向き合わなければいけないという気持ちが一時期高まっていた。パンデミック対策をしなくてはならないという気運が、世界でも日本でも高まったんです。

そこで起きたのが2009年のインフルエンザ・パンデミックでした。このパンデミックが、例外的に病原性が非常に低かったのです。それまで世界で想定していたよりも、重症例も死亡例も少なかった。そのために、世界中で感染症に対する危機感が一気に薄らいでしまったのは事実です。それがいま、この感染症への対策を非常に難しいものにしています。

とはいえ、それでも新型インフルエンザ対策はいろんなところで進んできました。そこで重要なのは、ウイルスは一つ一つ違うし、有効な対策もそれによって異なるということです。瀬名さんが言われたように、新型コロナウイルスは、新型インフルエンザとはまったく違う感染症で、これまでとはまったく異なる対策が必要とされている。

実際にWHOに感染が報告されて以来、多くの人たちが新型インフルエンザを想定したシナリオを当てはめようとしてきた面があります。そのことが対応を非常に誤った方向に向かわせるという問題も起きてしまった。WHOのテドロス事務局長が、「このウイルスはSARSとも違う、新型インフルエンザとも違う。これまでのシナリオで対応したら必ず間違える」としきりに言っているのも、この点を懸念しているのです。

新型インフルエンザ対策の基本的な考え方は、早期と後期に大きく分かれます。早期では、積極的な感染拡大防止策がとられます。海外で発生した場合には国内発生をできるだけ遅らせ、国内の体制を整える。国内で発生してしまったら、初期の間は流行のピークを遅らせて、その間、感染拡大に備えるという考え方です。それに対して、国内で感染が拡大してしまった後期には、拡大防止から被害軽減に対策の主眼が変更されます。そうして国民生活への影響を最小となるように努める――となります。

しかし、今回の新型コロナウイルスでは、被害軽減という考え方は成り立ちません。感染拡大をどうにかして防ぐしかない。それを諦めたときに大規模感染が始まる、というのが私たちの認識です。

瀬名　それぞれのウイルスによって、本当はまったく別の考え方をしなければならなかったはずなのに、これまでの新型インフルエンザなどの前例に引っ張られた面があるわけですね。ある意味で、過去の教訓に頼りすぎた。

押谷　そうなんです。新型インフルエンザでは大規模感染が起きても、ワクチンや抗ウイルス薬もあり、被害軽減が可能だった。しかし、今回の新型コロナウイルスはやるべきこと、対策の方向性が全然違う。詳しくは後に述べますが、感染拡大を防ぎ続けるのが最も有効な対策であり、そのために行動制限などが必要となっているのです。

変化し続ける自然というリスク

五箇　僕自身は外来生物の対策が専門なのですが、いまのお話で共通しているなと思うのは、野生の生物というのは個体ごとで性質が違うし、常に想定外の動きをしてくるという点です。

たとえばヒアリでいえば、アメリカではこういうパターンで巣をつくって広がる、中国ではこのパターンの巣が見つかったというデータがあったわけです。その共通項を見つけて、日本でもこうなるだろうという想定で、対策マニュアルをつくった。すると、品川の大井埠頭で出てきたヒアリの巣は、それらとはまったく違っていたのです。土がない、砂もないという、これまでにない環境でも、ヒアリはコンクリートの中にちゃんと巣をつくることができた。これは我々がまったく想定してなかった事態だったんですね。

人間は基本的に前例に学ぶというけれど、逆にいえば、一度つくり上げたマニュアルに準じて行動するという習性が強いんですね。しかし、野生において生存しているものたちは常に進化するし、環境に順応していく。だから我々の人知を超えたところで、彼らはどんどん新しいすみかを探していくわけです。だからウイルスの場合も同様で、前はこうだったからという想定でやっていたのでは追いつかない面が出てくるのだと思います。

今回のコロナウイルスに関しても、第一報があったときには、多くの日本人もほとんど深刻には感じなくて、また中国で変な病気が出たんだなぐらいにしか受け止めていなかったと思います。そのあと1、2か月の間は、何の警戒もなく普通に暮らしていた。そういう意味では、人間の懲りない性質をどう変えていくかということも考えないと、ウイルスに限らず、ありとあらゆる自然の変化のリスクに対応できなくなってきているのではないでしょうか。

瀬名　中国では鳥にしろ豚にしろコウモリにしろ、今も昔も非常に身近な存在ですね。だから、接触するなと言っても無理な面はある。すると、これからもさまざまなウイルスがヒトに入ってくる、あるいは遺伝子がミックスされて新しいウイルスができるということは避けられないのではないか。今回の新型コロナウイルスは、これで最後のウイルスというわけでもなんでもなく、今後も起こりうる。

押谷　これからもこういうことは当然起きてくるでしょうし、もっと人類にとって危険なウイルスが出てくる可能性もあると思います。その意味では、21世紀に入ってからのSARSや高病原性鳥インフルエンザは、本当は自然からの警告だったともいえるでしょう。人類はもっと真摯にこの警告を受けとめなければならなかったのですが、その準備ができていなかった。これは今回の新型コロナウイルスの痛切な教訓だと思います。

中村　SARSやMERSの経験は、今回の新型コロナウイルスの対策にどのような影響を与えたのでしょうか。SARSの場合は、発生から1年も経たずに終息宣言まで出せるような状態になりました。ＭＥＲＳはその後も継続的に出てきているけれども、それほど大きな感染の人数にはなっていません。その経験が、逆に、新型コロナウイルスも一定程度制御できると思わせてしまった部分もあったのでしょうか。

押谷　それも多分あったと思います。しかし、ＳＡＲＳとＭＥＲＳは、同じコロナウイルスといってもまったく違った形で感染しているんですね。

前にも述べたように、ＳＡＲＳは重症者の肺で増えたウイルスが外に出ることで、主に医療従事者に感染していきました。一方、ＭＥＲＳはラクダの間で非常に広範に広がっていて、ほとんどがラクダからヒトへの感染なんです。例外的にヒト－ヒト感染が起きている。

それに対して、今回のコロナウイルスは、去年の11月ぐらいに動物からヒトに入ったんだと思うのですが、おそらくヒトへの導入はこの1回だけだと思われます。あとはずっとヒト－ヒトへの感染しか起きていない。ヒトからヒトに容易に感染する、特に軽症者から容易に感染するという意味では、ＳＡＲＳともまったく違うウイルスだということだと思います。

環境破壊とウイルスの脅威

未知のウイルスと闘う人類。そのリスクをさらに高めているのが、人類が排出する二酸化炭素の増加による地球温暖化に代表される自然環境の変化だ。

2015年、シベリアの永久凍土で、フランス国立科学研究所などのチームが、3万年前の地層から、モリウイルスという新種のウイルスを発見した。温暖化によって永久凍土が溶けた場所で見つかったこのウイルスは、極めて増殖能力が高い、まったく未知のものだった。

フランス国立科学研究所で、研究チームを率いるシャンタル・アベルジェル氏は語った。

「無数のウイルスが海や大地、あらゆる場所に存在します。永久凍土が掘り起こされ、人間がウイルスに感染する機会が増えます。そこにはリスクは必ずあります」

リスクは、森林にも広がっている。1998年、マレーシアで、ニパウイルスと呼ばれるそれまでまったく知られていなかった病原体がヒトに感染し、100人以上の死者が出た。このニパウイルスは、オオコウモリから発見された。

マレーシアでは養豚業が盛んになるにつれて、森林が切り開かれ、大規模な養豚場が作られるようになった。その結果、今までジャングルに潜んでいたウイルスが、豚を介してヒトへと感染していったとみられる。

温暖化が、ウイルスの拡散を加速させるケースもある。その一つが、蚊が媒介するジカウイルスの感染症、ジカ熱だ。妊婦に感染すると、胎児の発育に影響し、脳が未発達のまま生まれることもある危険なウイルスだ。従来、ジカウイルスへの感染は、赤道付近の熱帯地域に限られていた。しかし、温暖化の影響で、媒介する蚊の生息域が拡大。今や日本での感染も危惧されている。

瀬名　あるとき、100年前の科学記事を読んでいて、当時の科学者などが100

年後の世界を予測したものがあったのですが、そのなかには「飛行機が多くの客を運ぶようになる」（ライト兄弟の初の飛行は1903年）といったように、早々に実現したものもあるのですが、回答でかなり多かったのが、気候の変動を科学の力で制御できるようになる、というものでした。しかし、これはいちばん大きく外れた未来予測だったと思うんですね。

ある時期までは人工的に雨を降らせるとか、台風の目に爆弾のようなものを落として台風を消してしまうとか、テラフォーミングといって、火星や月など別の天体を、ロボットで地ならしをして人間が住めるようにしようといったアイデアを、科学者やSF作家などもさまざまに論じていたものですが、21世紀に入ったころにはこうした期待感はすっかり萎《しぼ》んでしまって、人間の科学技術では気候などの自然環境をコントロールすることは非常に難しく、ほぼできないんじゃないかというところまで後退している気がするんです。

その一方で、五箇先生の言われるように、この10年をとっただけでも、自然界自体も大きく変わっている。そうすると僕らも人間ですから自然界の一部でもあると同時に、我々が自然界を大きく変えてしまった面も非常に大きい。そこに気がつかないまま、従来のやり方で新しい感染症に対応してしまったところに、人間の想像力の限界が垣間見えてしまったのではないか、とも思います。

五箇　温暖化をはじめとする気候変動の問題を引き起こしているのは、巨視的に見れば、やはり南北の経済格差でしょう。南の途上国はそのギャップを埋めようと、ものすごい勢いで工業発展に邁進している。それが、かつて先進国が工業化した以上のスピードで起きているわけです。

そうすると、熱帯など、生物多様性のホットスポットといわれるエリアの真ん中で開発が進む。それは当然、森林伐採などの環境破壊を伴います。そこで、閉じ込められていたウイルスたちが今まさに、新たなるすみかとして人間を見つけた。さらにグローバル化が進んで、北と南が密接につながることで、感染者が国境を越えて高速かつ大量に移動し、あっという間に北の人口密集地域にウイルスが入り込むという図式がずっと続いている。だから、今回の新型コロナウイルスでも、発生地である中国よりも、はるか遠くのイタリアやスペイン、アメリカのほうが被害が甚大になるという事態が起きているのだと思います。その意味では、気候変動の原因となっている開発とグローバル化のしっぺ返しとして、今、感染症の問題も起こっているといえるのではないでしょうか。

もう一つは都市化の問題ですね。ヒアリのケースで言いますと、10年ぐらい前までは、日本は寒いから定着しないという説が普通に唱えられていたんですね。だけど、もう日本でも都会はヒートアイランドという形で常に熱帯と化しているので、ヒアリたちも冬を越せてしまうのです。

たとえば東京の地下道などでは、冬でもヒトスジシマカの成虫が飛んでいる。このヒトスジシマカは熱帯ではジカ熱の原因となるジカウイルスを媒介する蚊です。そうした人間がもたらした環境の変化に、人間自身が全然気がついていないという点が、一番大きな落とし穴になっていると思います。

押谷　都市化の問題としては、今回のコロナウイルスは明らかに都市型の感染症なんです。いわゆるクラスターによる感染連鎖は、相当数の人口がいないと起きないと考えられます。基本的には、人口の密集する都市を中心として発生しています。

しかし、都市で流行が起こると、辺縁部に広がっていきます。北海道の例でいうと、札幌でクラスター連鎖が起きて、北海道の各地に広がっていくのですが、都市部は若年層が多いので、感染しても軽症、もしくは無症候の人が多い。彼らが移動することで、辺縁部に広がると、そこは重症化しやすい中高年層が多いわけです。すると、感染が辺縁部に広がった段階で、重症の人たちがかなり出てくることで、ようやくウイルスの広がりが可視化できたのです。

瀬名　なるほど。都市から感染が拡大し、地方で重症化するという構図になっているわけですね。この都市への集中も、近年、加速しているように思うのですが、それによって、ますます感染症が広がりやすい環境をつくってしまっているとも言えますね。

五箇　我々は環境省のほうで生物多様性の保全というテーマに取り組んでいるのですが、実はこれは感染症とも関わりが深いんです。

ヒトという生物も、自分たちが棲みやすい生態系をつくってきたのですが、これまで日本人がつくり上げてきた生態系の一つが、里山というものでした。これはある程度、人が棲みながら、集落と集落とは分散していて、互いに独立しつつ、緩やかにつながるという構造になっています。そのなかで、農地と山林、野生生物が暮らす領域との共生をはかりつつ、循環型社会を営んできた。それによって、海に囲まれ、閉じられた島国という環境で、江戸時代まで長く閉ざされた状態でも生きてこられたわけです。

こういう社会は実は珍しい。島のなかで孤立して生きていこうとすると、資源の取り合いや病気の蔓延なども起きやすくて、だいたいうまくいかないんですね。それを日本は、地方分散型で資源循環型の社会をうまくつくり上げた。そういう社会だと、パンデミックは起こりにくいんですね。万が一、ある集落で感染が起きても、他の集落へ広がる速度は遅いから、対策も立てやすかったはずです。しかし、近代化が進む中で、日本でもそうした里山的社会はどんどん衰退していきます。そして都市一極集中が起きるなかで、エネルギーの消費も増え、温暖化問題も起こり、廃棄物の問題も深刻化していく。さらに地方の生態系が管理されなくなることによって、シカ、イノシシ、クマといった野生動物が人間社会に侵入してくるといった弊害も起きている。

そうした歴史的な流れの中で、今の事態を迎えているのではないか。

瀬名　これは日本に限らず、世界各国に共通する問題ですね。たとえば中国でも、急速に都市化が進み、都市のあり方そのものが激変するほどの開発が進められていま す。ところが、その一方で、都市部の間近に野生の動物が暮らしていて、家畜などと接触しているといった、都市の形が生まれつつある。これも新しい事態ですね。

押谷　このウイルスは、まさに都市のひずみみたいなものを突いてきているという気はしますね。たとえば武漢にしても、いまや人口1100万にものぼる大都市ですが、その発展を支えているのは農村部から来た若い労働力ですね。そういう人たちのあいだで、おそらくクラスター連鎖が起きたのだと考えられます。

瀬名　南北問題については、後に詳しく議論したいと思います。

専門家の果たす役割

人類は、どうやってパンデミックの危機と闘っていけばいいのか？

アメリカでは、一つの機関に権限を集中させることで、感染拡大を防ぐ対策をとっている。ＣＤＣ（アメリカ疾病対策センター）である。保健福祉省の傘下にあり、本部だけで７０００人、世界62か国に支部を持ち、１万人が働く巨大組織だ。日本の国立感染症研究所（感染研）の１００倍にもなる７０００億円という予算が投じられ、新たなワクチンの研究はもちろん、緊急時には司令塔として、軍とも協力し、情報収集から国民への説明、検疫作業までを行う。

中国も中国版のＣＤＣを持ち、トップダウン型の対策を徹底している。人口１１００万の武漢市を完全封鎖した際には、人民解放軍を投入して、わずか10日間で感染者専門病院を建設した。その後、中国が報告する感染者数は激減した。

２００３年にＳＡＲＳへの対応を求められた香港やシンガポールは、感染症への対策が進んでいる。ＰＣＲ検査などウイルスの検査体制も整い、早期発見・早期治療に効果があったとの評価がある。台湾でも、ＩＴを使ってマスクの在庫を見える化するなど、人々の不安を取り除く対策を取っている。

一方、日本には、ＣＤＣのような専門の司令塔は設置されていない。学校の休校やイベントの自粛が要請されたが、今後、誰がどんな根拠に基づき、どういう決断を下して行くのか、そのプロセスが問われている。

瀬名　今回、僕がすごく驚いたのは、日本では、途中までほとんど専門家の意見が行政、政府の決断に反映されていなかったとされる点です。後に押谷先生をはじめ専門家たちが、対策本部のなかに入って、分析や対策の立案などを手がけられているのですが、各国の対応にどうして違いが出ているのでしょうか。

押谷　実は、これまでのところ新型コロナウイルスの制御を非常にうまくやっているのは、シンガポール、香港、台湾など、いずれもＳＡＲＳの感染を体験した国々なんです。前にも述べたように、新型コロナウイルスとＳＡＲＳは相当に異なる性質をもっていますが、感染症に対する備えという点では、ＳＡＲＳの体験が活きていて、きちんと対応できる体制をつくっていたということだと思います。

日本はＳＡＲＳの疑いのある患者は出ましたが、調査してみると、すべて感染していませんでした。つまり、日本はＳＡＲＳをほとんど経験しなかったのです。人口規模などの違いはありますが、もし日本がＳＡＲＳを経験し、それを踏まえて感染症に対する準備を徹底していれば、もう少しきちんとこのウイルスに対処できていた可能性はあります。

瀬名　シンガポール、香港、台湾などは、ＳＡＲＳからどのような教訓を得ていたのでしょうか。

押谷　たとえばシンガポールはすべての病院でＰＣＲ検査ができる体制がすでに出来上がっていました。

日本の地方衛生研究所のネットワークは非常にすぐれているのですが、残念ながら

ＰＣＲに関するキャパシティは限られていました。ただＰＣＲ検査体制は、いま、急速に拡充されています。

事前の備えに問題はあったのですが、日本はまだ、アメリカやイタリア、スペインといったヨーロッパの国々のような感染拡大は起きていません。これは、やはり、日本の医療システム、医療レベルの高さを示すものでしょう。まず医療へのアクセスが非常にいい。国民皆保険によって、誰でも保険で医療を受けられることは非常に大きいと思います。アメリカなどは医療へのアクセスができない人たちが相当数にのぼるために、ウイルスの感染連鎖はまったく見えなくなってしまう。

医療レベルが高いというのは、北海道のかなり人口の少ない、国内でも医師や病院といった医療資源の非常に乏しい地域でも、感染者が相次いで見つかっていることからもわかります。それだけの診療設備や医療体制が整っている。そのために、日本は欧米よりもはるかに早くこのウイルスの流行を可視化することができたわけです。

その上で、まだこの感染症の全体像が見えていない、まだまだ隠れているところがあって、非常に厳しい状況になる可能性は消えていない、というのが現状です。日本の課題は、ウイルスに対する検査体制だけではなくて、行政の対応能力なども含めた体制をもっと強化しておくべきだったことでしょう。

瀬名 では、これから、どういった組織や体制を作って、新型のウイルス感染症に対抗していけばいいのかという議論はいろいろあると思うのですが、一部では、日本でもアメリカのCDCのような司令塔をつくった方がいいんじゃないかという議論も出ています。その点についてはいかがでしょう？

押谷 アメリカのCDCは保健福祉省の管轄下にありますが、生物兵器の格付けを行うなど半分軍隊のような性格もある組織なんですね。CDCのミッションは、世界の衛生、生命を守ることではなく、あくまでもアメリカを守ることなんです。CDCと同じものをつくることが日本の解決策だとは私自身は考えていません。

では、どうしたらよいのか。いま日本の感染症研究の中心は感染研なので、その機能を強化するのはもちろん重要なことです。しかし、感染研を巨大なものにして、そこにすべてを集約すべきかというと、そうではないのではないか。

現在、新型コロナウイルスに対応するために、私たちの感染症研究グループや、北海道大学で数理モデルを研究している西浦博《にしうらひろし》先生のグループなど、政府の対策本部のなかにさまざまな専門家グループが参加して、感染研とも協力しながら対策を進めているのですが、これからの日本に必要なのは、こうした必要なときに政府がリーダーシップをとって、必要な専門家を動員し、一体化して対応に当たる仕組みなのではないか、と考えています。

というのも、感染症だけではなくて、すべての危機は一つ一つ異なっているんですね。そうなると、必要とされる人材も、そのつど違ってくる。あらゆる感染症を、感染研だけで担うというやり方は無理があるし、おそらく実現は難しい。それよりも、さまざまな得意な領域を持つ専門家をリストアップして、それをマッチングさせる仕組みのほうが有効ではないか。

瀬名　西浦先生には僕も『インフルエンザ21世紀』で取材しました。マラリアやデング熱などの多いタイで感染症疫学を学び、ヨーロッパを拠点に感染症の数理モデルを研究されていましたね。感染の実態が見えにくい新型コロナウイルスでは、数理モデルによる推計が重要になっています。

五箇　専門家の知見をいかに政策に反映させるか、司令塔的な組織をどのようにつくっていくかという問題は、外来種対策でも同じです。たとえばオーストラリアには、動物も植物もひっくるめて、あれは農業、これは環境といった垣根もなく、感染症も害虫も含め、外来生物に対するセキュリティをすべて管理するセクションがあって、そのために非常に強固な外来種対策を実現できている。残念ながら日本にはそうしたシステムがないので、我々専門家は、行政のセクショナリズムに悩まされながらやっているというのが現状ですね。そこから考えると、やはりきちんと総合的に分析を行って政府に提言できるといったセクションは必要だろうと思います。

今、新型コロナウイルスの対応のために、押谷先生が言われたような専門家グループの連携体とでもいうべき流れができつつあるとすると、これを一つの機会として、さらにシステムとして発展させていくことは、非常に大事なことだと思います。

瀬名　リスクマネージメントというものの考え方は、国によってもいろいろ違うと思うんですが、日本ならではの仕組み、今後のあり方を、こうした危機の経験を踏まえて真剣に考えていかなければいけない。

『シン・ゴジラ』とリーダーシップ

五箇 こういった予測できないリスクを管理していく上では、研究においても、行政においても、所属する組織やセクションをまたいで、いつでも必要な技術や知識、つまり人材をすぐに集結できることが最も重要になりますね。しかし、分野横断とはよく言われるんですが、残念ながら日本は歴史的にそういった体制をつくること、組織の垣根を越えるといったことがすごく下手な国だというのが、僕の実感です。その意味で、今回の新型コロナウイルスのインパクトが、結果として一つのブレイクスルーになる可能性はありますね。組織を横断するチームをつくるという、日本人の苦手な作業のトレーニングとして活かすべきだと思います。

瀬名 こうした不測の事態が起こった時に、何に基づいて決断するか、あるいは、あえて行動しないでおくかという決め方が重要になってくると思います。そして最も根本的な方針を決定するのは、政府であり、地方自治体でいえば知事や市長といった行政の指導者であり、企業であれば経営者なのですが、その判断の指針や心構えとして、どのようなものが考えられるでしょうか。

押谷　今回のコロナウイルスについては、これからも日本でも非常に厳しい局面を迎えることは十分に予想されて、その時に最終判断をするのは、政治家であったり、自治体の長であったりするのだと思います。そこに、きちんと正確な知識、専門家の意見が反映されていることが必要なのですが、専門家の間でもさまざまな意見があり、時に見解が割れることもある。こうした危機においては、未知の局面が次々にあらわれますし、走りながら考えていくしかないんですね。そこで重要なのは、今日の真実が明日も正しいとは限らないということです。事態の変化、新たな情報にきちんと向き合って、常に最適を目指す努力が不可欠だと思います。

五箇　基本的にはリスクの正体を掴むにはエビデンス（科学的証拠）が必要ですが、リスク管理、あるいはその予測対応という部分においては、エビデンスが揃うのを待っていては遅いんですよね。ある程度予想を立てて対策を進めながら、新しい情報が入れば、そのつど見直しを図ることが必要になる。一回こうと決めてしまったから、全員にこれをやれという方式ではなくて、ときには大胆な方針転換もできないといけない。

さらに人材に関して言いますと、危機に際して、必要とされる人材を短期間で集めるには、どういう人がどういう研究をしているかということを、ちゃんと国なり、自治体が把握しておく必要があります。さらに踏み込んでいえば、政府にとって付き合いが深いから、といったような理由で、メンバーを集めていてはダメなんです。映画を引き合いに出すのはおかしいかもしれませんが、大ヒットした『シン・ゴジラ』という映画の中で、ゴジラが日本に上陸したというので、巨災対（巨大不明生物特設災害対策本部）という組織がつくられるのですが、これは各省庁や研究者から鼻つまみもんばかりが集められるんです。つまり、最先端の研究をしていて、組織になじまない、ちょっとアナーキーな連中の方がいいアイデアが出るはずだというわけですが、それぐらいの意気込みで、科学的な根拠に則った上で、過去の事例や範例にとらわれない、思い切った主張もできるという人を集めないと、本当に喫緊《きっきん》の大きなリスクには立ち向かえないのではないでしょうか。

瀬名　そこでは、必要とされる人材を集められ、存分に仕事をさせる人のリーダーシップも重要になりますね。

五箇　そういうリーダーとなる人材を育てることも、これからますます必要になってくると思います。また重要なのは、エビデンスを常に集めながら、対応していくという、まさに情報共有と情報発信ですね。まずは、これが一番求められると思います。

押谷　今、我々専門家チームも本当に全速力で走りながら、考えながらやっていて、きちんと自分たちが考えている戦略を説明しきれていないところもあります。これから起こること、それに対して何ができるのかということを正しく知ることは不可欠です。そして、みんながそういう情報を共有する。そのためには我々ももっと情報発信をしなくてはなりません。

コロナ対策のシナリオ

中村　これまでの新型コロナウイルス対策の伝え方を見ていると、急に新たな、かなりきつい行動制限を求められるといったように、必ずしも国民に納得感の得られるような形で伝えられていない部分もあると思います。国民の疑問に対し、うまくいってない面もあるということを認めた上で、だから次の手を打とうとしてるのだという説明があれば、国民も「なるほど」と、その必要性が腹に落ちて、その対策を実行していく気持ちにもなると思うのですが、まだうまく伝わっていないところがあるように思います。

一つの方法として、新型インフルエンザについては、次はこうやろうという行動計画などのメニューがあり、感染の拡大に伴って取られる対策が書かれていて、国民の側も、もしかすると次はこうなるかなと予測が可能な面があったと思います。今回の新型コロナウイルスでも、次はこんな手を打つかもしれない、その先に考えている対策は何なのかという方向性を提示しておいて、それである程度、国民に覚悟、あるいは準備や心構えをしてもらうことが必要ではないでしょうか。

押谷　それはよくわかります。ただ、そのメニューがまだ出来きっていない。本当に最終的には中国のようにすべてを止めなくてはならない局面もあるかもしれませんが、今は戦略を考えている段階です。ある一定の地域がどういう状況になったら何をしなければならないのかという、そういうメニューは考えていますけれども、残念ながら、全体像を提示するにはもう少し時間がかかります。

中村　実行するのは国民ですので、国民が納得できる形で説明して提示するということが重要になりますね。

押谷　それは本来は政治家の役割です。

瀬名　そうしたシナリオづくりに、五箇先生も言われたように、経済などいろいろな分野の専門家たちも加わる形で、最悪シナリオ以外にも、いろいろな可能性を持つシナリオを今後もっと精緻に考えていく必要もあるのかなという気がします。

押谷　日本ではおそらく、病院の集中治療のキャパシティを超えたときに、国民は受容できなくなると思います。「人命よりも経済や社会の方を重視します」という選択肢が日本に本当にあるのか。ないとすると、やはりさまざまな活動にかなり厳しい制限をかける方向に向かわざるを得ない。その制限をかけるのをいかに最小限にできるか。それには日本に住むすべての人の協力が必要です。それができないともう中国方式ですべてを止めるしかなくなる。武漢のように、医療が混乱して助かる命が助けられなくなる状態に陥るのを何とか食い止め、そして、香港のように、コントロールされている状況にまで押し戻していく。それを繰り返していくというシナリオ以外にないのではないでしょうか。

不安とストレス

瀬名　では、我々国民はどのように新型コロナウイルスとの闘いに向き合っていけばよいのか。ドラッグストアにマスクを買う人が殺到したり、いろんなイベントをなるべくやめてくださいというような要請が出たりするところから始まって、休業要請や行動制限も求められるなかで、数か月にわたって不安が続いているという状況は、これまでの感染症でも経験したことのなかった事態です。２００９年のＨ１Ｎ１インフルエンザのパンデミックのときでさえ、大阪や神戸などで多くの感染者が出て、いろいろな社会問題が起こりましたが、今回のような全国的な行動制限にまでは至りませんでした。

そのなかで、「コロナ疲れ」といった問題も出てきています。コロナ対策が長期化するなかで、人々の間に募るストレスとか不安感が社会に蔓延してしまうという、これもまた新しい問題が生じてきた。

小説を書いている立場で考えますと、恐怖と不安というものは似ているようで異なる面があるんですね。１９９０年代以降、小説や映画などで、パンデミックの恐怖が頻繁に描かれた時代があるのですが、恐怖というものはある意味で、目に見えるものを対象としている。目の前に死が現出し、それに直面した人間の恐怖が感染していく。感染していくのは人間の恐怖なんだという考え方が、一時期非常に支配的だった。

しかし、今回の新型コロナウイルスがもたらしているのは、実は恐怖というよりは不安感なのではないか。恐怖だったら、目の前に迫った危険から逃げればいい。それは人間が動物として持っている本能です。それはそれで、社会を混乱させるのかもしれないですけれども、本能に従って、行動するしかない。

それに対して、今回のコロナウイルスはまさに〝見えにくい〟危機ですよね。特に日本においては感染爆発も起きておらず、日々、何をしたらいいのかわからないとか、あるいはこのムードがいつまで続くのか先が見えないという不安が、ずっと続いている。たとえば学校の休校といった政府の決断も、どうしてこのタイミングでその決定がなされているのかわからなかったり、会社に勤めている人でいえば、会社からマスクをして出社しろと言われるので、マスクをしているんだけど、自分でもこれが本当に役に立っていることなのかよくわからない。それがストレスとして蓄積しているのではないでしょうか。

それをさらにつきつめて考えると、僕ら人間にはたぶん「安心して暮らしたい」ということが非常に強い行動原理の一つとして存在している。それは、安心すればあんまり考えずに済んで、迷いなく行動できるからだと思うんですね。それは人間の生存には有効なのだと思います。ところが、不安な状況に置かれると、一つ一つを自分で検討し、決断しないといけない。それは脳に大きな負荷がかかるから、強いストレスを生むわけです。だから、今回のコロナウイルスの時にも、最初のうちには、たとえばイベントを行っていいかどうか、「上の人」がもっとちゃんと決めてほしいといった声もありましたが、自分で判断を下すのはストレスだから、どこかで誰かに決めて欲しいという願望があるんですね。

しかし、もっと言うなら、一つ一つを自分で考え、決断するというのは、まさに「人間らしさ」そのものなんですね。僕はＡＩとかロボットの研究者と話をする機会が多いのですが、「人間らしさ」ってなんだろうという話題が良く出ます。外界から情報を取り入れ、取捨選択して、ちゃんと一人一人が洞察しながら、決断をできる。これはまさに「人間らしさ」のコアの部分ではないか。この見えない感染症に直面して、エビデンスも一日一日変わるなかで、日々、自分の行動を自分で決めていくということは、人間であるということが非常に求められている世界になってきている。不安な状況とは、言い換えると「人間らしさ」を発揮する局面でもある。だからストレスもかかるのですが。

五箇　いまコロナ疲れと言われているのは、まさに瀬名さんが言われたような、見えない恐怖と不安、そしてもう一つ、それでいて自分自身はあんまり死ぬ気がしないというような安心感が入り混じっているからですね。これが、一歩外に出たらみんな死にますよという事態になったら、つまり恐怖が目に見える形になったら、誰もが震えあがって、文句一つ言わずに、家に立てこもるでしょう。不安だけど実感がない、その部分がストレスになっている。

瀬名　では、そうした不安感を、どう個々人の中で折り合いをつけて、毎日を暮らしていくか、昨日と違う今日を、どうやってリフレッシュしながら、新しい考えの中で暮らしていけるか。これは、今までのホラーやSFなどでも書かれなかったし、公衆衛生学や自然科学の分野でも、なかなか取りあげられなかった部分ではないでしょうか。

押谷　不安の問題と関連して、我々が今一番苦慮してるのは、みなさんが非常に不安に思っているのはよくわかっているのですが、一方でこのウイルスの拡散を止めるためには、特に都市部でかなり厳しい状況になりかけると、その危機感を伝えないといけない。しかし、危機感を伝えると不安感が増大する。危機感を緩めてしまうと、また密集状態が起こりやすくなったり、一気にみなさんの行動が危険な方向に向かう可能性が高まる。そのバランスをいかにして取っていくのかが、非常に難しい。

我々が今、日本に住む人たちに考えてもらいたいのは、この新型コロナウイルスというものを理解して、自分の行動を真剣に判断することです。これはやめておこう、ここは大丈夫だという判断を一人一人がしなくなると、結局は、政府がすべてを止めるという選択をせざるを得なくなる。瀬名さんが言われたように、上からすべてを決めて従わせるといった中国方式になってしまうのです。

たとえば、若い人たちは、自分たちが感染しても、おそらく大半の場合には、重症化しません。だからといって、感染する危険が明らかにあるところに行っても問題ないかといえば、そうではない。その若い人たちがクラスター連鎖をつくってしまうと、その先には必ず重症化する中高年の人がいて、高齢者を中心にたくさんの人が亡くなる可能性がある。そのことをやっぱり若い人たちには真剣に考えてもらいたいのです。

しかしこれを、若者が加害者で、高齢者が被害者であるといった世代間の分断として捉えるのは誤りだと思います。そうではなくて、若者の決断が高齢者を守ることにつながるという連帯の構造をつくりだす必要があります。

〝新しい日常〟をいかに過ごすか

五箇　この分野になってくると生物生態学の枠を越えているので非常に難しいのですが、今、社会を守るために自分たちも闘ってるんだという気持ちをしっかり持っていただいて、不安になる前に、まずみんなが同じ気持ちでこの恐怖に立ち向かっているんだという気持ちを共有することが重要だと思います。

個人的なことでいうと、この1、2年は年の半分くらいは外を飛び回るような活動が続いていたんですね。それがこの3月からパタっと閉じてしまった。

すると、突然、家と研究所に限定された生活に戻ってきたというか、それまで手が付けられなかった趣味などに没頭する時間ができた。人によって、なにか物をつくったり、絵を描いたり、小説や映画を楽しんだり、ちょっと凝った料理に挑戦したり、いろいろなやり方があると思いますが、いまの状況の中で、一人一人がそういった逃げ道というか、精神的な部分におけるストレスの管理法を見つけていくことも大事かなと。

こういう事態はいつかまた来るわけです。感染症に限らず、地震や台風などのいろいろな災害の可能性を日本列島はいつでも抱えている。そういった事態になっても慌てないで、今回のように行動がある程度制限された社会の中でも生きていくにはどうしたらいいかというトレーニングは欠かせないと思うのです。

押谷　今のお話に関連すると、高齢者は重症化しやすいことがはっきりしているので、高齢者の方は非常に不安になっていると思うのですけれども、逆に、うちから一歩も出ないということが続くと、今度はもう動けなくなって、そのことによる健康被害が増大することも考えられます。

その意味でも、安全な活動とそうでないものを区別することはとても重要です。家の近くなどを散歩するのは感染のリスクが非常に低いので、高齢者の方には体を動かす重要性もお伝えしていきたいと思います。

また学校の休校も続くなかで、子どもたちの不安感も非常に高まっていると思います。それをどうやったら取り除けるのかということも、今、この瞬間に考えなくてはならない。

瀬名　２０１１年に東日本大震災が起きたとき、僕も押谷先生も仙台にいたのですが、全国からのボランティアに非常に助けられました。

今回の自粛ムードで、気分がふさがるとか不安であるとか、あるいは同調圧力が強すぎる、この空気は全体主義ではないのか、という声もあるかと思いますが、僕自身は、まさにいまこそが想像力の働かせどころではないかと思うのです。

先ほど押谷先生が言われたように、いま自分は何の症状もないけれども、その先には、重症化する高齢者がいるかもしれない、と想像する。２００９年のパンデミックのときでも、まさに押谷先生が『パンデミックとたたかう』の中で言われていたことですね。では自分にできることは何か、というなかで、密集が予想される場所には足を運ばない、と決断する。ツイッターでも「家にいるのも一種のボランティア活動である」といった書き込みを見たのですが、冗談半分のようで、割と本質をついている。

コロナ対策について真剣に考えること、たとえば手洗いを徹底するのも社会貢献の一つなんです。そして今の社会を変える一歩に、自分も参画してるんだというような考え方ができたら、この不安やストレスにも耐えやすくなるのではないか、と個人的には考えています。

コロナウイルスと南北問題

今回の新型コロナウイルス対策として懸念されていることの一つは、免疫力が落ちている高齢者が多い施設や、医療保険制度の狭間にある外国人労働者、生活困窮のため病院に行きにくい環境にいるなど、弱い立場にある人々への影響だ。そこで感染が広がることは、なんとしても食い止めなければならない。

世界全体に目をうつせば、アジアやアフリカなど、医療体制が脆弱な途上国での感染爆発も気がかりだ。人類が免疫を持たないウイルスとの闘いに勝つためには、これから起きるであろうことについて、最大限の想像力を働かせると共に、痛みを分かち合う力を発揮しなければならないのだ。

押谷　これは多くの国が抱えている問題ですが、外国人労働者の多くは医療へのアクセスが必ずしも良くありません。日本でもいま、多くの外国人労働者が暮らしていますが、彼らの間でこのウイルスが広がると、彼ら自身の健康被害も心配ですし、感染連鎖がさらに見えにくくなる可能性もあります。

瀬名　アメリカはもともと移民の国ですが、それだけに医療へのアクセスの格差が深刻な問題になっていますね。

またグローバル化の進展によって、海外に旅行する人口も、世界的に激増しています。日本でも、ここ20年くらいの間に、海外からの観光客が急速に増えていますね。

五箇　今回のコロナウイルスに関しても、海外からの帰国者の問題がクローズアップされましたが、同時に日本人もいろいろな国へ行っているわけです。たとえば国内では農業などでも、技能実習生がむしろ主な労働力の一つになっている現実がありますね。気がつけばコンビニの店員さんがみんな外国の方になっていたりとか、あるいはファミリーレストランやファストフードでも多くの外国の方が働いたりしている。

押谷　これから新型コロナ対策においても、外国人労働者の問題が浮上する可能性はあります。そのときに重要なのは、やはり分断の問題にしないことです。外国人対日本人という図式ではなく、外国人労働者の医療へのアクセスをいかに良くしていくか、それによって全体も守られるのだという発想が必要になってくる。

瀬名　分断ではなく協調こそが、コロナ対策としても有効だということですね。

押谷　そうなんです。これは国と国との関係においてもいえることだと思います。このウイルスに関して、この先、大きな問題となる可能性があるのは南北問題です。もしアジアの大都市で、新型コロナウイルスの感染が広がりだしたら、スラムなどが存在していることからいっても、おそらく制御することは難しいでしょう。さらにはアフリカです。アフリカはいま非常に経済が発展しているさなかで、都市に多くの若い人口が集まっている。もしも、中国の武漢のような状態が、アジア、アフリカの大都市に次々に起きてくるということを考えたときに、我々は一体、何ができるのか。これは非常に重要で、かつ深刻な問題なのです。

それはアジア・アフリカの国の人たちをいかにして救うかということも、もちろんありますが、一方で、日本でのウイルスの制御とも深く結びついています。

瀬名　つまりアジアやアフリカの大都市でクラスター連鎖が起こり、感染爆発につながった場合、このグローバル社会においては、再び日本にその影響が押し寄せる可能性も出てくるわけですね。だから日本だけが安全だという道は難しくて、同時にアジアやアフリカなど各国との協調でウイルスの制御を考えていかないと、根本的には解決ができないんじゃないか、ということになる。

押谷　そのとおりです。

五箇　まず北の先進国は、医療技術など直接ウイルス対策につながる支援をどんどん行って、南の国の感染爆発も抑えなくてはならないでしょう。そのための経済的な負担というものを、北がどれだけ背負えるかというところですね。

実は、これは環境問題でもまったく同じ構図があるんです。いま環境破壊が進んでいるエリアのほとんどは、確かに南の途上国なのですが、その背景には経済発展のための開発がある。南の人たちが森を切らなくてもいいようにするにはどうしたら良いかというのが、気候変動枠組条約にしても生物多様性条約にしてもいちばん根底にあるのですが、その解決には、北が努力をして南の人たちを豊かにしていくことがどうしても必要なんです。そうでなければ、南の自然破壊のスピードを落とさせることはできない。しかし、気候変動枠組条約に関しては、トランプ政権のアメリカがパリ協定の脱退手続きを進めてしまうなど、各国のイデオロギー対決と経済競争によってまったく足並みがそろわず、ゴールには到底たどり着かないどころか、矛盾がますます加速しているというのが現状です。結局は、南は南で豊かになりたいし、北は北で損をしたくないという、ある意味では否定しがたい人間の欲求のベクトルが、解決を阻み続けてきた。

今回、アジアやアフリカに新型感染症が爆発的に広がるとしたら、そこで北がどれだけの経済的な負担を背負えるかというところがカギになります。いよいよ感染症というパンドラの箱がいま開き始めてしまっているという状況ですから。逆にいうと、このパンドラの箱を閉じるために、もう今までのやり方じゃだめだという認識のうえで、パラダイムシフトができるかどうか。それが、これからの人類の生き残り戦略にかかってくるんじゃないかと僕は思います。

押谷　世界はずっと、自分の国さえ良ければいいという方向に向かってきたわけですね。しかし、ウイルスに対しては、そういう自国ファーストの考え方はまったく通用しない。今回の事態は、そのことをあらためて突き付けていると感じています。

今、日本もふくめ各国で入国制限を行っています。いわゆる水際対策としては、それなりに必要な局面もあるのですが、これを突き詰めていくと、鎖国をするしかなくなる。ウイルス対策については、本当は中国から我々は多くの教訓を学ばないといけないし、初期に大きなクラスターをつくってしまいましたが、今のところ良い方向に向かっている韓国とも互いにさまざまな協力ができるはずです。そうして、多くの国々が情報を共有しながら、ウイルスに対して最も有効に闘うことができる道を探っていかなくてはならないのですが、ともすれば、そうした方向とは逆行する動きが強く出てしまっています。

五箇　同感ですね。僕は分断と管理はまったく違うと考えているんです。中国や韓国に対しても、情報をシェアしつつ協議のうえで、いったん人の動きを制限しようという管理が必要だったのが、一方的にとにかく入国を拒否するといった方針を出してしまった。これでは要らざる分断を招くだけです。

封じ込めは可能か？

瀬名　我々も、感染症対策といえば封じ込めのイメージが強かったのですが、たとえば、エボラ出血熱との闘いを描いたリチャード・プレストンの『ホット・ゾーン』という本がベストセラーになったことがありましたね。アフリカの奥地に住んでいたフランス人が発熱と嘔吐を繰り返し、全身から出血して死に至る。さらには彼を診療していた医師も同様の症状を発症してしまう、というところから始まって、それはマールブルク・ウイルスによる感染症だった、と。そして、同系でさらに致死率の高いエボラウイルスが、アメリカに輸入されたサルに感染していることがわかるのです。これをいかに封じ込めるかという物語なのですが、奥地で動物や生物と接触して村に持ち帰ってしまったウイルスを、なんとか封じ込めようというストーリーは、ある時期までリアリティがあった。そこで今回もある意味で、鎖国的な封じ込め策が説得力を持った面があったと思うのですが、今回の新型コロナウイルスには、その図式があてはまらないのではないか。

押谷　私も2014年にエボラ出血熱の大きな流行が起きたとき、アフリカのリベリアに6週間ぐらい行っていましたが、エボラというのは本当に重症化しないと感染しないウイルスでした。その意味ではSARSと同じで、完全に感染連鎖を断つことができて、比較的封じ込めることが容易なんですね。それに対して、繰り返しになりますが、新型コロナウイルスは感染経路が見えないので、エボラやSARSのような封じ込めは絶対にできないウイルスなんです。

しかし、社会活動をある程度制限して、クラスターをつくらないようにすることで、確実に感染拡大のスピードを落とすことはできます。しかし、ウイルス自体は無症候の人たちなどに見えない形で潜んでいるので、完全になくすことはできません。検査を行っても、100%検知することは不可能です。また鎖国的政策といっても、どの国も、外国との往来を完全に断つことは不可能です。そもそも輸出入がゼロになったら、どこも生きていけません。すると、外から必ずウイルスが入ってきますので、またそれに対応するしかない。このウイルスに関しては、自国だけで完結した封じ込めシナリオは成り立たないのです。

日本で大きな流行が起きそうになった時に最も懸念されるのは、重症者が急増することで医療の限界を超えてしまうことです。それが起きそうになったら、徹底的に社会活動を制限して、ウイルスの拡散を止める。いったん落ち着いたら、また淡々とクラスターを潰していく。そうした長期戦を覚悟する必要があります。

五箇　外来種対策も同じで、実際に外来生物の駆除、防除を担当している、地方自治体の現場の人たちなどからは、「これはいつまでやればいいんですか」とよく聞かれるんです。それに対して僕はいつも「終わらないです」と答えるしかないんですね。日本がインポートとインバウンドに頼り続ける限りは、これは、終わらないものだと覚悟してくださいと。

今回の感染症の場合も、潜伏型という形でくる以上は、終わらないんですね。日本一国じゃなくて世界中に起きているとなれば、いくら日本で潰しても世界からまた入ってくるという繰り返しになりますから。長期的なビジョンからすれば、やはり世界的な体制で立ち向かうしかないと思います。温暖化対策ではそれができなかったのですが、今度は命がかかっている。それでも国と国の分断を続けるのか、南北格差をはじめとする諸問題を協調して解決する方向に足を踏み出せるのか、いよいよ我々は選択を突き付けられていると思います。

科学の力と想像力

私たちはこうした事態にいつまで耐えなければならないのか。大規模なイベントも続々と中止に追い込まれている。株価は歴史的な暴落を見せ、乱高下が続く。多くの商店も休業を余儀なくされ、多くの会社員が出社を控え、自宅でのリモートワークを続けている。

一方で、感染爆発が深刻なアメリカでは、死者数は10万人を超えた。ヨーロッパでもイギリスではおよそ3万7000人が亡くなり、イタリアでもおよそ3万3000人、フランスやスペインでもおよそ2万8000人が犠牲となった。多くの死者を出した国々では、医療キャパシティの限界を超え、手当が間に合わずに亡くなる人も少なくない。

――人命を守る対策と、経済への影響のバランスをどう取るのか。人類は難しい闘いを迫られている。

押谷　今回のコロナウイルスは、非常に制御しにくいウイルスですが、中国などの経験から、ロックダウン（都市封鎖）など非常に積極的な対応をすれば、確実に感染者が減ることがわかってきました。ただそれをやると、社会的・経済的な影響は大きなものになります。そもそも都市を封鎖したり、住民の外出を禁じたりするロックダウンは、基本的には感染の可能性のある者をすべて隔離するという、19世紀的な考え方なんですね。

一方、もしも経済を優先させて、行動制限を一切しない、もしくはやっても早期に緩和するという選択をすれば、経済への影響は最小限にできます。しかし、被害は最大限になるでしょう。

五箇　このままだと経済が破綻してしまうという議論が出てきているのは、小売店や飲食店などの休業要請や営業制限が続くと、もう商売にならなくなって廃業せざるをえない、そこから自殺者も含めて、いろいろな犠牲者も出るんじゃないかという状況が、相当にリアルなものに感じられるからでしょう。

そこで、封じ込めを本気でやるのか、経済の破綻を回避するために緩和するのか、という天秤にかけられてしまっているのですが、大事なのは二者択一的に考えるのではなく、きれいごとになってしまうかもしれませんが、痛み分けといいますか、みんなで大きなマイナスをいかにシェアしていくかという精神に立ち返ることだと思います。

押谷　そこで我々が考えているのは、すべての社会機能を止めるのではなく、その制限を最小限にしながら、ウイルスの拡散するスピードをいかに制御していくかという対策なんです。そこにＩＴなどさまざまな技術を駆使して、情報を共有するなどして、社会機能を落とさないで、経済的な損失をできるだけ少なくするようにして、いかにこのウイルスを制御していくかが、21世紀の我々が目指すべき感染症対策だと考えています。

それにはやはり科学的なエビデンスを積み重ねていく必要があります。それは、毎日のようにいろいろな情報が入ってきているので、本当に制限しなくてはならないのは何か、何を制限することが一番有効なのかという知識と経験を蓄積していくことが重要だと思います。

たとえば野外での活動は、リスクは低い。しかし、ランニング自体は問題ないけれど、多くのランナーが密集するとリスクは高まるかもしれない。あるいは、着替えなどを行うランニングステーションなどの場所はリスクがあるかもしれない。公園に散歩に行くのも、そこで子どもたちが遊ぶのもいいけれど、人が集まりすぎて、密集状態が起きてしまうようであれば、場所を変えたり、時間をずらしたりする。

瀬名　休日に、海や山などの野外活動をしようと、人々が殺到して、渋滞や混雑が生じたケースもありましたね。

押谷　密閉、密集、密接の「三密」が起こりやすい危険な環境と、十分に安全にできることを、合理的にしっかり整理することは、これからの対策でも求められていると思います。それが不安を一つ一つ取り除いていくことにもつながるはずです。

ただし日本でも、どこかの地域が非常に厳しい状況になることは十分予想されます。

そうなったとき、日本は非常に医療レベルが高いので、かなりの部分の重症者を救うことができるのですが、医療体制のリミットを超えて、人工呼吸器が足りない、ICUのベッドが足りないということになれば、患者が救えなくなってしまいます。

たとえば先に重症化した高齢者で人工呼吸器が埋まってしまい、あとから比較的若い50代、60代の人たちが重症化したときには、もう人工呼吸器は足りないといった状況になったときに、イタリアなどでは、トリアージといって患者の優先順位を決定することを行わなければならなかった。しかし、私は日本人のメンタリティからいうと、それを受け入れることはできないのではないか、と思います。

だから、そうした医療の限界が来る前に、さらに厳しい行動制限などかなり積極的な対応をせざるを得ません。いまは、そうした状況になることもありうるという想定で、真剣に非常事態のプランを考えなくてはならないところにきていると考えています。その場合には、経済的な負担が大きい人たちに対しては、国が十分な補償をする、あるいは代替手段を考えるといった対策が必要であることは言うまでもありません。

長期的な展望に向けて

瀬名　当面の危機に対しては、さまざまな対策を組み合わせることで、人類の知恵で乗り越えていくしかないわけですが、今後、同じような危機が起きたとき、抜本的な解決への道はあるのでしょうか。それとも、危機のたびに、対症療法的といいますか、そのつど知恵を出し合っていくしかないのでしょうか。

押谷　やはりこうした未知のウイルスのもたらす危機というのはまさに見えない部分がたくさんあって、何がベストなのか、専門家もわからないことがたくさんあるし、間違えることもあるんです。そのなかで、いかに致命的な間違いをしないか、これは非常に難しい。しかも、日々、状況は変わっていきます。新しい情報が入ってきて、昨日正しかったことが今日正しくなくなるという状況の中で、我々はこのウイルスと闘っているわけですね。

五箇　今回のコロナウイルスのような喫緊のクライシスに対しては、当然、科学技術で立ち向かわざるを得ません。やはり、新薬やワクチンの開発に期待するほかないでしょう。

押谷　科学技術の活用という面では、希望の光はあります。ワクチンはもう少し時間がかかると思いますが、すでにいくつかの薬に効果があるかもしれないというようなデータが出てきていますし、前にも触れましたが、PCRの体制も急速に拡大している。さらに若年層のクラスターを見つけるために、SNSの情報を利用するなど、IT技術も強力な武器になる可能性もある。このように、今、我々が持っている技術に、このウイルスと闘うことができるツールがたくさんあることがわかってきています。

瀬名　今、ツイッターやフェイスブックなどのSNSを通じて、本当に情報がすぐに拡散される時代になってきています。そういう意味ではウイルスとも似ているのですが、情報はウイルス以上に世界中に瞬時に拡散していく。それによって不安感も増幅していくということもありますね。

人間の性質として、一回こうだと信じてしまったことはなかなか覆せないという傾向があるように、僕は思うんですね。しかも、自分の意見として口に出したり、発信したりすると、ますますその傾向は強くなります。たとえば自分は科学的に振る舞おうと思っていても、ある一人の専門家の意見に共感して、リツイートしてしまうと、どうしてもその見方や立場に固執しがちになる。押谷先生が言われたように、日々新しいエビデンスが出てきて、その意見を見直さなければならない状況になっても、僕らはその変化をなかなか腹の中で納得することができなくて、いつまでも、一度信じてしまった考え方にこだわってしまう。これは科学的であろうと心がけている人でも陥りやすい、思考の罠ではないかと最近、思うようになりました。

だから、自分にも過去の意見に固執する傾向があることを認めたうえで、つとめて新しくアップデートされていく科学的な考え方、あるいは行政の判断を一つ一つ謙虚に検討して、自分もアップデートしていくことが必要だな、と僕自身は考えています。

五箇　一方、長期的に見てクライシスを繰り返さないためには、究極にはライフスタイルの転換しかないのではないでしょうか。我々人類は、手を出してはいけないところまで、自然への侵食を果たしてしまった、明らかに自然から搾取しすぎてしまったわけです。今、日本でもフードロスが環境問題の一つになっているように、無駄に資源を消費し、ゴミとして排出してしまっている。それが繰り返されて、自然への負荷が必然的に増大していきます。その中から、新型ウイルスや、環境汚染といった問題が、人間社会にリスクとして降ってくる。

その悪循環を断つためには、自然共生という、自然の摂理に準じた生き方は何かを今から探っていかないと、人間社会は持続性を保てなくなって、崩壊しか道筋がなくなってしまう。

残念ながらこれまで台風や地震などの自然災害に直面しても、日本経済は自分たちのあり方を根本的に見直すまでには、深刻には受け止めきれなかったと思うのです。その必要性をようやく、今回のコロナウイルスが教えてくれている気がするのです。

瀬名 しかし、そうは言っても、科学技術をいろいろ使って生活を良くしようといった人間の考えというのは、なかなか変わらない面がありますね。

五箇 後戻りできないんですよね、基本的には。環境問題でも、自然共生分野ではそうした議論がよくなされるのですが。やはり「昔に戻れというのか」という批判はあります。僕はそうじゃないと思うんですね。過去に戻ることは不可能ですし、たとえば江戸時代に戻ってしまったら、医療も含めて、さまざまなサービスが行き届かないし、娯楽にも乏しいでしょう。そこでみんな便利な都市型の生活に憧れて、里山という生活様式を離れていったわけですね。だから、僕が考えるのは、科学的な技術や医療の進歩を踏まえたうえで、それらを活かした形で、都市への一極集中をやめて、地方に分散して自然と共生する、新しい里山型社会ができないかということなんです。

そのためのインフラはすでに十分整備されています。今の日本には、ネットもあるし遠隔操作もできる、VR（ヴァーチャルリアリティ）もあるわけですね。それらを活用して、地方でも、医療や情報へのアクセスも良く、不便がない、あるいは安心・安全が担保されるといったような社会を築いたらどうかというのが、僕の一つの提案です。

もう一つは、行動半径が狭くなっても、不自由しない、不便ではない、経済的に滞らないという仕組みをつくることができるか。いま企業などで推進されている在宅勤務やテレワークなどもそうでしょうが、移動することなく、新しい技術インフラを駆使して、経済活動を維持するシステムを整備する方向もあるかもしれません。

最善を望むために

瀬名　では、最後に、このウイルスと向かい合い闘うために、また過去から学んで未来へつなげて備えていくために、何が一番重要なのかをうかがいたいと思います。

押谷　我々が忘れてはいけないことは、これは我々のチームのモットーでもありますが、「Hope for the best, prepare for the worst」だと思っています。最善を望み、最悪の事態に備えよ。今、我々は中世の人間として何の有効な武器もなしに天然痘やペストと闘ってるわけではなくて、21世紀に闘っているわけです。さまざまな科学技術が使える可能性もありますし、情報共有のためのツールもあるので、新しい科学的な知見に基づいて、より安全な行動の指針を立てることもできる。そして、一方では、かなり厳しい状況になりうることも想定して、準備を進めておく必要もある。希望と備えを同時に考えていく必要があると思います。

五箇　僕は、自然というものには、ウイルスや細菌もふくまれると考えています。ある意味では、彼らこそが先住民であり、彼らの生活圏に人類が踏み込んでしまった面も大きい。もちろん、人間社会に来たものに対しては我々は立ち向かわなくてはなりませんが、将来的にそういった無益な争いを避けるためにも、やはりウイルスもふくめた自然との共生を図っていく必要はあるだろう。そこで人間に何ができるか？僕はその第一歩は「地産地消」だと考えています。意外に思われるかもしれませんが、行き過ぎたグローバル化から脱却してローカリズムに軸足を移すこと、そしてきちんとした循環型社会をつくって地方経済を回していくといったライフスタイルの転換が、脱温暖化や生物多様性の保全、そして感染症リスクの低減といった諸問題を解決に導いてくれるのではないか。

瀬名　以前、ロボットやＡＩの研究者と話していると、一部の研究者からはこれからは全部ヴァーチャルリアリティで世の中は進むので、会社などに集まらなくても自宅ですべて仕事ができるし、オンラインショッピングなどを活用すれば、一歩も外に出なくても生活できるようになるのではないか、といった極端な議論もけっこうありました。しかし、今回、まだまだ僕たちは体を使って社会を動かしてるんだなということをすごく実感させられました。外に出ないとやはり不安になるし、気分もふさがってしまう。それが人間の本性なんだということもわかってきたわけですね。一方で、僕たち人間は、洞察力とか観察力とか未来への想像力なども持っています。それらを発揮することで、自分の「身体」を持つ人間性をさらに未来へつなげていくこともできるはずだという希望がある。

今回のコロナウイルスとの対決でも、最も重要なのは、やはり押谷先生も言われるように、想像力だと思います。医療従事者、専門家の先生方はまさに前線で、未知の事態を解き明かすために、日々たくさんの想像力と決断力をフルに発揮されていると思うのですが、僕たちにも必要なのは、自分の行動が世代や国境を越えて、多くの人々の運命と相互に結びついているという想像力ですね。そしてさらには、まさに五箇先生が示されたように、未来の社会の展望を思い描く想像力も必要になってくる。

SFではよく、想像できないことを想像する、それがSFだというふうに言われるのですが、今の新型コロナウイルス感染症でも、我々の想像を超えた事態が次々に起こっています。それでも想像することをやめない、それができるのが人間なんだ、と思いたい。そして過去に学ぶとともに、どうしたら「未来に学ぶ」こともできるか考えたい。その人間らしさを発揮する勇気が、一人一人により一層求められる時代になってきているのではないでしょうか。

第2部　ワクチンと治療薬

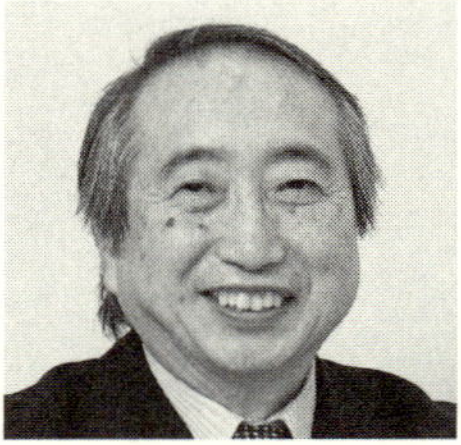

岡部信彦（おかべ　のぶひこ）

川崎市健康安全研究所所長。1971年、東京慈恵会医科大学医学部卒業。米ヴァンダービルト大学医学部研究員、神奈川県衛生看護専門学校付属病院小児科部長、WHO（世界保健機関）西太平洋地域事務局伝染性疾患予防対策課課長、東京慈恵会医科大学小児科学講座助教授などを経て、1997年国立感染症研究所感染症情報センター室長、2000年同感染症情報センター長。2013年より現職。政府の新型インフルエンザ等対策有識者会議会長代理、政府の新型コロナウイルス専門家会議メンバー。医学博士。

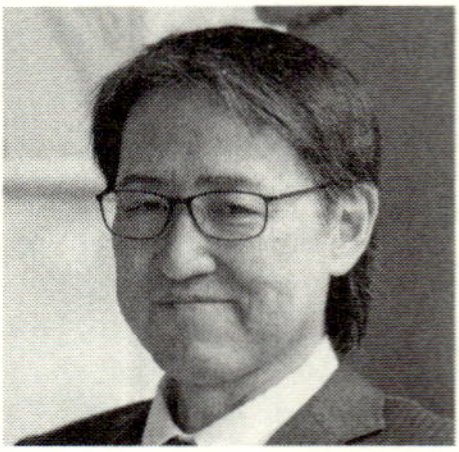

河岡義裕（かわおか　よしひろ）

東京大学医科学研究所感染・免疫部門ウイルス感染分野教授。同感染症国際研究センター長。1978年、北海道大学獣医学部卒業。鳥取大学農学部助手、米セント・ジュード・チルドレン・リサーチホスピタル教授研究員などを経て、1999年より現職。米ウイスコンシン大学獣医学部教授。インフルエンザウイルスやエボラウイルスの研究者。2006年、ロベルト・コッホ賞、2011年紫綬褒章、2013年米国科学アカデミー外国人会員、2016年日本学士院賞。獣医学博士。

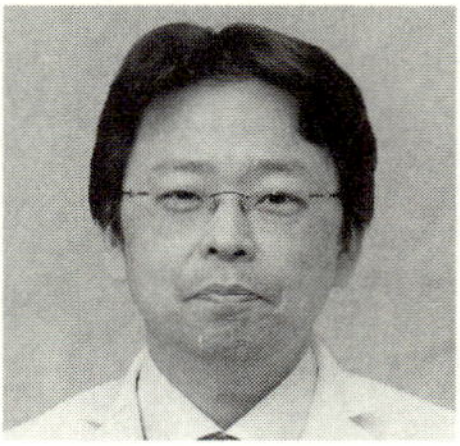

大曲貴夫（おおまがり　のりお）
国立国際医療研究センター国際感染症センター長。1997年、佐賀医科大学医学部卒業。聖路加国際病院内科、米テキサス大学ヒューストン校感染症科、静岡県立静岡がんセンター感染症科医長などを経て、2012年より現職。感染症一般の臨床、病院内外の感染防止対策、感染症に関する危機管理を専門としている。東北大学医学部、長崎大学医学部、愛知医科大学医学部客員教授。東京都の新型コロナウイルス感染症対策本部会議委員。厚生労働省科学研究班として既存の抗ウイルス薬の効果を検証中。医学博士。理系修士。

新型コロナウイルスの現状をどう見る

瀬名　新型コロナウイルスの感染拡大で、世界中から治療薬やワクチンに対して希望や期待が寄せられています。現在どのような展望があるのか、実現のためにはどのような課題があるのかをうかがいたいと思い、3名の専門家のみなさんにお集まりいただきました。

本題に入る前に、現状をどのように捉えたらよいのかをお話しいただきたいと思います。岡部先生は2009年に新型インフルエンザが流行した際に、国立感染症研究所（感染研）で対応に当たられました。今回のパンデミック下でも政府の専門家会議のメンバーを務めていらっしゃいます。

岡部　感染症が拡大してくると、不安な部分も多いと思います。新型コロナウイルスは、まだわからない新しい病気であり、新しいウイルスですから、いわば走りながら考えなければなりません。実感からいうと、現在は真っ暗闇の中にいるのではありません。ウイルスの全体像こそ見えていないですが、少しずつ正体が見えてきている、そんな状況にあると思います。

私は、現在、川崎市健康安全研究所所長を務めていまして、地域の現場でこの感染症と向き合っています。患者が増えれば増えるほど、重症の方が多く出てくるんですね。重症の方が出てきたときに、きちんとした治療をできうる限り行うというのが現場の大前提です。死に至る人を一人でも減らすことが重要です。そのために今は外出自粛などで感染者全体の数を減らして、重症の患者自体を減らすというステージであると思っています。

瀬名　ありがとうございます。次に河岡先生におうかがいします。河岡先生はインフルエンザウイルスをはじめとしてエボラウイルスなどさまざまなウイルスに関する世界的な研究者です。実は私の父（インフルエンザウイルス研究者の鈴木康夫氏）ともたくさんの共同研究をしてくださっています。のちほど、ワクチン開発についてもうかがいたいと思っています。

河岡　よろしくお願いします。私が、今回の感染症が非常によくない状況にあると認識したのは、今年の1月中旬くらいに新型コロナウイルスに関する論文を読んだ時でした。その論文には、2019年12月の段階で、かなりのレベルでウイルスが流行している状況であることが書かれていまして、愕然としたことを覚えています。中国でこれほど広がっているのであれば、世界中に広がる、もしくはすでに広がっていることは、簡単に予想ができたからです。ただし、先進諸国でもこれだけ多くの人が亡くなる流行になるとは想像していませんでした。

現時点で、中国はある程度流行をコントロールできたようです。欧米では、多くの感染者や死者を出したイタリアなどではピークを迎えて下がりつつあるようですが、アメリカでは流行が広がっていますし、世界には、まだたくさんウイルスの感染者がいる状況です。

その中で日本では、現時点では、クラスター対策班、自治体など関係機関の努力で、かなり流行を抑えている。さらに国民の皆さんの行動自粛のおかげでそれが達成されているのだと思います。ただし、医療体制の逼迫《ひっぱく》は大きな問題ですね。この部分は大曲先生がお詳しいと思います。

瀬名　河岡先生から医療状況が逼迫しているというお話がありました。大曲先生は今回のコロナ対策で東京都のアドバイザーを務め、国立国際医療研究センターの感染症対策の専門病棟という臨床現場で日々、このウイルスに立ち向かっていると思います。今どのような状況だとお考えですか？

大曲　このウイルスと本格的に向かい合いはじめた今年の1月からの数か月を振り返ってみますと、日々状況が変わってきているというのが実感です。議論の前に状況を整理させてください。

まず1月ですが、武漢を中心に主に中国から戻ってくる人の中に、新型コロナウイルスが原因の肺炎を発症される方が「散発」していた時期でした。その頃の患者さんの多くは若い方でして、症状は比較的軽い方が多かった。

それが2月に入ると、状況が一変しました。まず大変だったのは、横浜港に停泊したクルーズ船のダイヤモンド・プリンセス号です。豪華客船の船内で感染が広がり、乗客の方が次々と感染しました（乗客と乗組員合わせて感染者712人、死者13人）。私も感染して運ばれてきた患者さんを実際に多く診《み》たのですが、重症の方がかなり多かったことが印象的でした。中国の報道でたくさんの死者が出ているのは知っていましたが、自分の目の前の患者を見て、この病気はこういう状態になるんだという実感を持ったのです。

3月中旬から後半頃に、次の大きな波が来ました。おそらく海外から日本へ戻ってくる方のなかで、ウイルスの感染があったのでしょう。そこからの二次感染、三次感染で爆発的に感染者が増えていったと想像しています。この時点で、1月や2月とは比べものにならないくらいに患者数が増加していきました。陽性の方には入院してもらいましたが、人工呼吸器をつけた治療を行う必要のある重症患者が増加しました。短期間で受け入れ態勢を整えて、すぐに患者の治療にあたる必要に迫られました。

瀬名　実際に患者さんを診てどのように感じていますか。

大曲　コロナウイルスというのは、そもそも「風邪」の症状を起こす原因となるウイルスの一つです。ところが、新型ウイルスの場合は、風邪と同じような症状だけが見られるわけではありません。まったく症状のない人から、発熱、咳程度の症状の軽い方、さらには重度の肺炎といった重症の方もいるなどさまざまです。何よりも治療の方法がまったく定まっていないのは、非常に難しい問題でした。病気の仕組みもわからず、その中でどうやって治療すればいいのか、医療関係者は手探りの状態だったのです。気も使うし頭も使う部分で、そのような意味での大変さがありました。

瀬名　コロナウイルスは、風邪の原因になる4種類を含めて、これまでも6種類が確認されていました。なかには、SARS（重症急性呼吸器症候群）、MERS（中東呼吸器症候群）の流行もあったわけですが、今回のコロナウイルスでは、それらとも違う印象をお持ちになったわけですね。

大曲　そうですね。SARS、MERSの時は、実際に患者を診たわけではありませんが、論文を読む限り今回のウイルスは違うと感じています。

新型コロナウイルスの特徴は、ひとたび発症すると症状が出続ける期間が長いことです。たとえば、風邪の場合ですと、症状のピークは3、4日目といわれています。その後は、だいたい7日から10日で回復していくのですが、新型コロナの場合は3、

4日経っても症状のピークがこない。ものすごく悪くもならないし、良くもならずにだらだらと続いていくのです。そのまま回復する人もいるのですが、治るまでに2週間以上かかることがありまして、こういった病気は他に見たことがないなというのが正直な感想です。

別のケースとしては、風邪の状態のまま7～10日くらい経って急に咳がひどくなったり、熱が高くなって、呼吸の状態が悪くなる人がいます。こういう人のレントゲンを撮ると肺炎の影がある場合が、ごく少数ながらあります。こういう振る舞いをする感染症というのは、診たことがなかったものですから、正直、当惑していました。

治療薬はできるのか

　現在、新型コロナウイルス感染症の予防あるいは治療方法の開発が進められている。

　その一つがワクチンだ。これは、まだ感染していない人に接種して、感染を食い止める、あるいは重症化を抑える手段となる。

　二つ目は新薬の開発。今回のウイルスに効く薬を一から開発するというもの。これができれば、事態が大きく改善するが、ワクチン開発、あるいは新薬の開発にしても、年単位の期間が必要とされている。

　そして、三つ目は、すでに開発されている別の病気の薬の中から、新型コロナウイルスに効くものを選び出すというものだ。最大のメリットは効果や安全性が確認

され れば、 すぐにでも患者に使うことができるという点にある。いま世界各国で、候補となる薬を新型ウイルスの患者に投与し、治験が進められている。

中村 治療薬とワクチンの観点から、この新型コロナウイルスをどう考えるか、お聞きしたいと思います。

岡部 一般のみなさんは今回の新型コロナウイルスに強い印象があると思いますが、そもそもコロナウイルスの存在自体は珍しいものではないんです。先ほど、大曲先生が言われたように「風邪」の原因でもありますし、症状自体も比較的軽い。そのために治療薬やワクチンを熱心に開発してこなかった領域でした。よく比較されるインフルエンザの場合は、効くのか効かないのかの論争はあるにしても、薬もワクチンもありますから、その違いは大きい。2009年の新型インフルエンザの流行と比較されますが、あの時にはすでに、抗インフルエンザ薬のタミフルやリレンザがありました。

コロナウイルスの場合ですが、SARSの流行時はワクチンや治療薬の導入というところまではいかないうちに終息しました。MERSの方は、発症する地域が中東だけでしたので、薬やワクチンについては研究が進められていますが、実用化するまでにはならなかった。そういう意味で、人類が現時点で手にしている新型コロナ対策の武器は限られていると思います。

中村　SARSやMERS、新型インフルエンザの流行の経験があったのに、更なる新しいコロナウイルスの流行を予想できなかったものなのでしょうか。これまでの経験をうまく対策に反映させることはできなかったということですか。

岡部　突然やってくるであろう新型インフルエンザを代表とする感染症に対する備えは進んできています。法整備や水際対策、薬の備蓄などは着実に進めてきました。たとえば、のちほどお話も出るでしょうが、アビガンの備蓄もこの中で行われてきました。しかし、人間の生活の方も大きく変わりました。感染症への対策は進歩を遂げているけれども、人間の移動スピードも移動する人の数もこの10年で急速に上昇しました。対策の進みと同程度か、あるいはそれ以上にリスクファクターが増大してしまったのだと思います。

新型コロナは一からの探索

中村　河岡さんはどうお考えでしょうか？

河岡　岡部先生が言われたように、この新型コロナウイルスに対しては、まだワクチンがあるわけでもなく、治療薬もないので、一からの探索ということになります。その点が非常に難しい点だと思います。

大曲　僕はウイルス自体の研究や薬の開発が専門ではないのですが、臨床医の立場からいえば、今回のウイルスが引き起こす病態が複雑なので、治療のアプローチも難しくなるだろうとみています。当初はウイルスの増殖を抑える薬を使えば、患者は良くなるのではないかと考えていましたが、そういった薬を使ってもウイルスがすぐに完全に消えるわけではなかった。残ったウイルスの影響で、体に様々な影響も現れています。

また、患者の容態が急に悪化していくケースを診ていると、免疫の状態が悪くなっていると想像できます。そのため、免疫方面からの治療のアプローチも進んでいます。また一つの例として、患者の血液が固まりやすく、肺の血管の中で血液が固まって酸素が足りなくなっているのではないかという説もあります。いずれにしても、治療の現場でわかるのは、この病態が非常に複雑なことです。そのため、治療薬やワクチンの新規開発も難しい仕事になるだろうと考えています。

免疫の状態は、患者の治療に直結している。新型コロナウイルスで、広く知られるようになった言葉にサイトカインストーム（サイトカインの過剰産生）がある。サイトカインとは、ウイルスに感染した細胞や免疫細胞から分泌された物質のことで、これらの相互作用によって免疫反応が活発化する。免疫反応の活発化はウイルスを攻撃するだけでなく、体内にさまざまな炎症を起こしてしまう。炎症を起こした体内の組織や臓器はその機能に大きな影響が生じる。たとえば、肺に炎症が起こった場合、「肺炎」となり、命の危険が生じるのだ。

	ヒドロキシクロロキン 商品名：プラニケル （抗マラリア薬・全身性エリテマトーデス治療薬）	抗マラリア薬のクロロキンの一種。クロロキンは、試験管実験では新型コロナへの効果が確認され、トランプ大統領が期待を表明。世界で臨床試験が開始されたが、強い副作用や死亡例が発生。効果も不明であることから、WHOは5月25日、臨床試験を一時中断した。
	ナファモスタット 商品名：フサン （急性膵炎治療薬）	東京大学医科学研究所の井上純一郎特命教授が、新型コロナに効果がある可能性を示し、東京大学は、5月8日、ファビピラビルとの併用療法の臨床研究を開始。
	カモスタット 商品名：フオイパン （慢性膵炎治療薬）	ドイツ霊長類センターなどの研究班が試験管実験での効果を示した論文を発表。東京大学や製薬会社が臨床試験の開始を検討中。
	イベルメクチン 商品名：ストロメクトール （抗寄生虫薬）	ノーベル医学生理学賞受賞の北里大学の大村智特別栄誉教授が発見した菌から開発された熱帯感染症の特効薬。豪大学が試験管実験で新型コロナウイルスの増殖を抑える効果を確認、海外の病院で患者に投与され、効果が報告された。北里大学でも今後、治験開始予定。
	インターフェロン （ウイルス性肝炎治療薬）	中国で患者に投与されたが、米MITなどの国際研究チームは、投与する適切なタイミングや量を探らないとリスクもあると指摘。
免疫抑制薬	**トシリズマブ** 商品名：アクテムラ （関節リウマチ治療薬）	免疫抑制効果を示す分子標的治療薬として、新型コロナ治療への有効性を検討、海外並びに日本で臨床試験が行われている。

※　このほか、海外では、回復者の血漿を投与する治療が行われている。世界的な製薬会社10社は、高免疫グロブリン製剤という回復者の血漿を使った薬の開発で連携。

転用が検討されている主な既存の治療薬

（日本感染症学会資料などを元に作成）

	薬名	2020年5月27日時点での状況
抗ウイルス薬	**レムデシビル** 商品名：ベクルリー （エボラ出血熱抗ウイルス薬）	エボラ出血熱向けに米製薬会社が開発、世界で未承認の点滴薬だったが、RNAウイルスに広く阻害活性を示すことから、世界各地で治験中。5月1日、アメリカ政府が緊急使用を承認。これを受け5月7日、日本政府も特例承認。アメリカの臨床試験では回復を早める効果が認められたが、中国の臨床試験では有意差が認められなかった。
	ファビピラビル 商品名：アビガン （抗インフルエンザウイルス剤）	新型インフルエンザに限定して、2014年に日本で承認。新型コロナ治療薬として観察研究と臨床試験が行われており、早期の投与で症状が改善した例の報告もあるが、有効性については未判明。日本政府は、200万人分の備蓄を目指す。ただし、動物実験で催奇形性（胎児の奇形を生じさせる性質）や流産の恐れが認められるため、妊婦には禁忌。
	シクレソニド 商品名：オルベスコ （吸入ステロイド喘息治療剤）	国立感染症研究所が新型コロナへの強い抗ウイルス活性を報告。国内での臨床試験が進行中。
	ロピナビル・リトナビル 商品名：カレトラ （抗HIVプロテアーゼ阻害剤）	動物モデルでMERSへの有効性が示され、バーチャルスクリーニングで新型コロナにも有効である可能性が指摘。だが中国での臨床試験では、有意差が認められなかった。

瀬名　コロナウイルスに対する薬やワクチンを作ろうという動きは、今までなかったのでしょうか？

岡部　コロナウイルスは検査をしていれば時々見つかったりしますが、「インフルエンザじゃなくて良かったね」という程度の扱いだったんです。当然、他にも危険な病気はありますから、抗コロナウイルス薬の開発は、優先順位から言えばずっと後回しだったのだと思います。

瀬名　今回は新型のウイルスですから、未知のウイルスに対するワクチンや既存薬あるいは新薬での闘いという形になると思います。実際にいくつかの具体的な名前が取りざたされていますが、効果が定まった薬は、まだ見つかっていない感じがしています。どのあたりが難しいところなのか。大曲先生はいかがお考えでしょうか？

大曲　開発の難しさという観点でお話をしたいと思います。最初にすごく感じたのは、標準になる薬がないというところから薬を開発していく、決めていくというのが非常に難しいということです。

さまざまな可能性のある薬が上がってきていますが、薬として使えるようになるかどうかは、まず人間に治験をしてみないとわからないわけです。さらに色々な薬を患者に投与してしまうと、そもそも効いているかどうかの判断もできない。我々が、結局たどり着いたのは、ごく当たり前のことで、標準の薬を決めるための臨床試験をきちんと行う必要があるということでした。今は粛々《しゅくしゅく》と治験を進めているところです。

レムデシビルは有効な薬なのか

中村　ここからは治療薬についてお話を伺っていこうと思います。まずは、レムデシビルです。これは、アメリカの製薬会社が開発した薬で、そもそもはエボラ出血熱の治療薬でした。ウイルスの抑制効果が期待され、人道的な観点から投与したところ、重症例の68％で改善が見られたという報告があります。一方で、アメリカ以外の研究では、効果については有意差が見られないというものもあります。

大曲　レムデシビルは、ウイルスを抑える効果があるとされる薬の中では、私の理解では、現時点で一番性能が良いのではないかと考えています。アメリカでは、患者に投与した時に効果があるのか、複数の臨床試験が行われてきました。レムデシビル自体はエボラ出血熱のために作られた薬ですから、コロナウイルス感染症に対する効果はまったく未知です。ただ人間に投与した場合の安全性については、一定のデータが得られていて、安全に投与できる薬であるということはわかっています。

瀬名　すみません、これは他の薬の開発研究にも今後関係がありそうなことなので、教えてください。いまのお話、「ニュー・イングランド・ジャーナル・オブ・メディシン」誌の論文を読むとレムデシビルは、効果を確かめるために「コンパッショネートユース」をしたと書いてあります。これは日本だと「人道的使用」というふうに訳されていると思いますが、命にかかわる疾患をお持ちの患者さんに対して、もう他に代替療法がない、どうやっても治せない、というときに、例外的にボランティアを募って、未承認の薬を研究として使うという方法ですね。これは日本でも同じ方法がとられていると考えていいのでしょうか？　それとも日本では海外とは別のやり方でレムデシビルの研究をされているのでしょうか？

大曲　いま言われたレムデシビルの「コンパッショネートユース」には、私もかかわっています。簡単にいえば、日本もアメリカと同様の手法で当初行っていました。これだけの規模で感染症が広がり、亡くなられる患者さんもある中で、医師と患者、あるいはご家族の間でちゃんと話し合いをして、納得を得られれば倫理的に投与しましょうという枠組みです。

ただ現在は、国立国際医療研究センターでは、米国のＮＩＨ（国立衛生研究所）との国際共同治験ということで、レムデシビルとプラシーボ（有効成分を含まない偽薬）との比較試験を行っています。ですので、人道的使用の段階ではありません。

（補足：アメリカでは、２０２０年５月１日に、レムデシビルの緊急使用がいち早く承認され、日本でも通常の認可手続きとは全く違うスピードで、５月７日に特例承認された。現在、限定的だが治療に使われている）

国産の薬・アビガンとは

瀬名　次に論じていきたいのはアビガンです。そもそもアビガンは「新型インフルエンザ」の切り札のような扱いで、日本で開発、承認された薬でした。新しいインフルエンザのパンデミックが起こって、既存薬のタミフルやリレンザでもどうしても効かないとなったとき、最後の最後に使う薬であると理解しています。当然、最後に使うには理由があるわけですが。まずは、この薬について教えてください。

岡部　私はアビガンの開発そのものには携《たずさ》わっていませんが、薬の評価には加わっていました。その観点からお話をしましょう。アビガンは瀬名さんが言われた通り、当初は抗インフルエンザ薬として開発されたものです。ところが、その治験や動物実験の段階で重大な問題が判明しました。妊娠中の動物にこの薬を与えると、胎児に異常が出たり、流産することがわかったんです。さらに、精子の形成に異常があることもわかりました。しかも、複数の動物で確認されました。

そのため通常の使用は控えて、もしも世界中に新しいインフルエンザが広がり、既存のインフルエンザ薬に耐性ができてしまったり、効果が悪いとか、薬自体が足りないといった事態になったとき、最終段階で使うべき薬であるということになった。そのため、我が国では、いざとなった時に使う備蓄用の薬という扱いになっていました。

瀬名　そのアビガンが、今回の新型コロナウイルスに効くのではないかという期待が出てきています。河岡先生が在籍される東京大学医科学研究所でも研究が進められていますね。

河岡　アビガンは鳥インフルエンザの研究の際にかなり使用しましたが、とても有効な薬だと考えています。他の抗インフルエンザ薬だと死に至るような状態の動物でも、アビガンを使ったところ生き残るといった例もあり、非常に効果の高い薬ではあることがわかっています。ただし、さきほど岡部先生が指摘されたように、副作用の問題があります。

瀬名　少し専門的な話ですが、重要なのでお聞きします。今回の新型コロナウイルスの動物実験が難しいのは、Ｐ３レベル（バイオセーフティレベル３＝ＢＳＬ３）というかなり高い安全性が確保された研究室の中で実験を行うルールがあるためだと聞きました。２００９年の新型インフルエンザのときはＰ２レベルという一つ低い扱いにされたため、多くの研究室で動物実験ができたのですが、今回はかなり設備が整ったところでないと研究ができないそうですね。

河岡　その通りです。２００９年の流行時も最初はＰ３という扱いでした。ただ、日本は非常に正しい判断をして、かなり早い段階で、Ｐ２レベルでも研究してよいことになった。これによって多くの研究室で実験できるようになったのです。しかし、今回の場合は、簡単にＰ２レベルに下げることは認められません。新型インフルエンザウイルスの場合、すでに巷《ちまた》に流行していましたから、Ｐ３のような厳重な管理のもとで実験をする必要がそもそもなかったのです。新型コロナウイルスは市中のどこにでもいるわけではない。ワクチンも薬もない状況ですし、厳重に管理して研究しないといけないのです。

既存の薬を使う場合の問題点

瀬名　現在は、新薬を開発するだけではなく、先ほど話がありましたように既存薬の中から、少しでも今回の新型コロナウイルスに効く薬がないかとスクリーニング（選抜）が行われています。気管支喘息の薬や膵炎の薬、マラリアの治療薬なども候補になっていますね。

岡部　今まで話をしてきたことは、主にウイルスをやっつけるための薬についてですね。踏まえておきたいのは、この病気が重症になった場合は、コロナウイルスだけが悪さをしているのではないところです。ウイルスを追い出そうと免疫が強烈な反応をしていますから、免疫反応を抑える薬が必要になります。既存薬の一つの応用ですし、あるいは中医薬、日本でいう漢方のようなものも候補に挙がっています。

難しいのは、その薬を評価するときに「私の経験では、この薬は効きました」というだけではだめだということです。いろいろな治療を並行して進めていくところもあるので、評価は難しくなると思います。何か思いつきで薬を使うのではなく、理論的、あるいは経験的なものを含めた上での、科学的な評価をしていかなくてはいけないと思っています。

瀬名　実際に既存の薬を使うとなると、たとえば喘息なら喘息、マラリアならマラリアの、それぞれ本来の患者がいるわけですね。そもそも薬というものは、必要な患者数をきちんと見積もったうえで作られていますから、新型コロナの患者で必要だといっても、いきなり大量投入することは難しいのではないでしょうか。

大曲　まさに瀬名さんのご指摘のとおりで、薬の量の確保についても、合わせてよく考える必要があります。開発を早くするためには、既に日本で承認され、他の用途で承認されている薬を使うという道はたしかに考えられる。ただ、いま言われたように、もともとその薬を使って治療を受けている患者さんたちの使用分を確保しながら、なおかつコロナウイルス患者の治療のための薬を確保するというバランスを取る難しさがあると思います。

血漿を使った治療法

瀬名　他に注目されている治療法がありまして、高免疫グロブリン製剤、わかりやすく言いますと、新型コロナウイルスにかかった患者のうち回復した方の血漿《けっしょう》を薬にして投与するというものです。血漿の中には免疫グロブリンがあるので、抗体反応でウイルスをやっつけることができるということになります。これは現在、どの程度まで研究が進んでいるのでしょうか。

大曲　血漿を感染症の治療に用いるのは、別の病気で過去にも行われていました。エボラ出血熱の治療にも用いられましたし、同じコロナウイルスの感染症であるMERSでも同じような治療が行われています。今回のコロナウイルスに関しても、韓国、米国、あるいは中国などで、すでに研究が始まっています。課題があるとすれば安全性だと考えられます。その部分は慎重に見ていく必要があります。

瀬名　ここでも問題になるのは、安全性とスピード感、緊急性のバランスということとになりますね。その辺の兼ね合いについて、河岡先生はどのようにお考えですか？

河岡　すでにある治療法をどのように使っていくかはまさに臨床の領域ですので、大曲先生、岡部先生に答えていただく方がよいと思うのですが、私から一言いわせていただくと、目の前に実際に患者がおられて困っている状況では、既存薬で効果のあるものを患者に投与することになるかと思います。

大曲　現場で感じていることを申し上げます。今回のコロナウイルスに対して、治療薬の研究に協力したいと登録されている患者は、世界中で私たちが当初想定した数の、5倍、10倍といったスピードで増えているんです。そうした協力に支えられて、予想していた研究期間よりも早い時間で研究が進んでいるというのが現状です。そうしたデータの解析もできる限り早く行う態勢を整えつつあります。今回の感染症の状況がスピードを持って進んでいったために、研究自体もあっという間に進んでいる。あとは、結果が得られればいいなと思っているところです。

岡部　日本はさまざまな面で新しいものに対して慎重な姿勢をとる傾向が強かったと思いますが、これは医療の世界でも同じでした。治験にしても、評価にしても非常に慎重で、薬によって副作用、副反応があってはならないと考えられてきたからです。しかし、さすがに、今回の事態ではそうも言ってはいられない。

通常時ですと1万例くらいはやらないといけないことを、100例あるいは10例くらいでも良しとする必要があるかもしれません。それだけ緊急性が必要とされている。あとは、データから予測するといったことも検討してみてもいいでしょう。その一方で、今回は緊急事態だから過程をすっ飛ばしてとにかくやってみればいい、という考えに傾きすぎるのもやはり危険です。アクセルを踏みながら、ブレーキもかけるという、非常に難しいバランスが必要とされるところであると思います。

中村　先ほどから既存薬の転用ということで議論がすすんでいますが、新薬の開発についてもおうかがいしたいと思います。そもそも、その難しさはどこにあるのでしょうか。

河岡　単純に言ってしまうと、新薬の開発には、すごく時間がかかるのです。まず特定のウイルスに対して効果があるかどうか、いろいろな薬剤を試してみる。そのときインシリコ（「シリコン〔コンピュータのチップ〕の中で」という意味）といって、コンピュータの中でウイルスなどをシミュレーションして、効果をスクリーニングする作業を行います。そこで得られたデータを、本物のウイルスで効果があるかどうか、細胞レベルでさらに調べます。それが終わると、次に動物実験を行い、そこで効果のあったものについて、さらに人間に使った場合の安全性を動物実験で調べていくのです。人に使っても大丈夫というところまで安全性を確認するには、非常に時間もかかりますし、丁寧な仕事をしなければいけません。

人類とワクチン――現状と課題

病原体にとても良く似たものを作り、少量を人体に投与する方法がワクチンだ。実際に感染したときに、免疫システムがその記憶をもとに病原体を攻撃することで、発症や重症化を食い止める。

ワクチンの原型は、イギリスの医学者ジェンナーによる種痘《しゅとう》の考案だ。致死率が20%から50%にものぼるウイルス感染症・天然痘。1796年、ジェンナーは、〝乳搾《しぼ》りの女性は牛痘という命の危険のない病にはかかるが、決して天然痘にかからない〟ということに気がついた。乳搾りの女性の息子が、最初の実験台となり、牛痘の水疱から取り出した液体の一部を〝接種〟したところ、少年は天然痘にかからなかった。ワクチンの誕生である。ワクチンという言葉はラテン語で牛を意味する〝ｖａｃｃａ（ワッカ）〟から名付けられた。

コロナと同じ呼吸器系の感染症のインフルエンザの場合、毎年ワクチンを接種している。ヒトの間で流行するインフルエンザウイルスには、現在大きく4つの型がある。流行を予測し、日本では4つすべての型を混合して接種している。２００９年の新型インフルエンザの際は、4月に感染が拡大し、その年の10月から段階的に新型インフルエンザ用のワクチンの接種が行われた。

２０２０年3月下旬、ＷＨＯ（世界保健機関）は、新型コロナウイルスのワクチンが完成するのは、少なくとも12か月から18か月先になるとの見解を示した。だが、たとえ開発に成功しても、大量生産となるとさらに難しい。

瀬名　ウイルス感染症に対しては昔から、ワクチンを接種することで予防する方法があります。古くはジェンナーの種痘が知られています。天然痘ウイルスに関してはワクチンによって、発症率が激減して１９８０年にＷＨＯが撲滅を宣言しました。こういう点をふまえて、ワクチンを開発することで、人類は科学の力でウイルスに立ち

向かえるのだという意見もあります。

まずは、どうしてワクチンは重要なのかという基本的なところから。

岡部　「病気になったら治療すればいい」というのは、昔からある、ごく一般的な考え方ですね。それに対して、特に重症になる病気、あるいは人の生活が大きく妨げられる病気にはあらかじめかからないようにしよう、というのが、ワクチンの基本的な考え方です。つまり、先ほど論じた薬は治療のため、ワクチンは基本的には予防のためにあります。

瀬名　ワクチンの特徴としては、必ずしもすべての人に効くわけではないという点もありますね。接種しても、その病気に絶対にかからないとはいえない。つまり6割だとか8割の人には効くけれども、効果のない人たちも一定程度出てくる。もともとはひとりひとりの個人予防というより、社会全体で免疫力を上げて防疫をしようということで、ワクチンは集団予防接種として広く用いられてきました。一方、ワクチンにはどうしても副作用の問題もつきまといまして、そのリスクも考えなければならない。大曲先生はいかがお考えですか。

大曲　現状ですと、やはりこの感染症にかかるのを防ぐ手段がなく、できることは、個人レベルでの感染を防ぐための対策しかありません。人と人の距離を保つとか、密接した空間にいないということです。でも、それにはやはり、それなりの負担が社会にかかります。新型コロナウイルスのワクチンが実現すれば、この感染症にかかるリスクは、ゼロにはできませんが、かなり減らせるとは思います。それによって外出自粛や行動制限のような対策を、これも完全になくすことは難しいですが、かなり規模を縮小したり、自由度のより高いものにすることはできると思います。

ただ、これはワクチンの専門家である河岡先生にお話しいただいたほうがいいと思いますが、ワクチンの開発は非常に難しい。特に安全性という観点で慎重な評価が必要だと思っています。

瀬名　河岡先生、いかがでしょうか？

河岡　そもそもすべての病気においてワクチンの開発がうまくいっているというわけではないんですね。ポリオ（急性灰白髄炎）のように非常に有効なワクチンができている病気もありますが、たとえばＨＩＶ（エイズウイルス）のように、膨大な研究費が使われてきましたが、いまだに有効なワクチンができていない病気もあります。ワクチンといえば、インフルエンザのワクチンがなじみ深いと思いますが、インフルエンザでさえ、重篤化を防いだりはできるけれど、感染そのものを十分に防ぐことはできていません。

では、新型コロナウイルスはどうかと言われれば、効果のあるワクチンはおそらくできると思います。ただ問題は、副作用でしょう。感染防御、つまり病気にはならないことがわかっても、ハムスターなどの動物実験では副作用までは把握しきれない。

また、ここが非常に厄介なのですが、動物のコロナウイルスの中には、ワクチンを打たない場合よりも、ADE（抗体依存性感染増強）という現象のためにワクチンを打ったことで逆に病状が重篤化する場合もあります。

そういう事態にならないように、まずは動物レベルの実験を行い、さらに少人数の人で結果を確認しながら慎重に進めることが、このウイルスのワクチンについては非常に重要だと思います。

岡部　ワクチンは必要だという前提に立ったうえで、あえて非常に難しい問題があることを指摘したいと思います。

基本的にワクチンは、すでに感染している人の治療に使うわけではありません。まだ病気になっていない、大多数は健康な人に接種するわけです。そのため、もし何か異常が出てきたときには、そのワクチンが原因なのかどうか、偶然の他の病気などのまぎれこみか判断することが非常に難しいんです。重い意識障害とか、痙攣《けいれん》といった症状が起きることは稀なのですが、そうした症状が出た場合、ワクチンによるものだという可能性が指摘されることはよくあるのですが、本当にワクチンそのものによるかの科学的な証明は非常に難しい。

たとえば、2009年の新型インフルエンザのワクチンによって、ギラン・バレー症候群（多発性神経障害）という麻痺が起きるのではないかとされ、一部ではワクチンが回収されたことがありました。しかし、のちの調査で、そのワクチンでギラン・バレー症候群が特に起きやすいわけではないことがわかりました。このようにある程度時間をかけないと、有効性だけではなく、副作用の見極めも難しいのです。副作用の部分が喧伝されてしまうと、ワクチン接種の恐怖感が助長されたり、ひどい場合は、必要なワクチンの接種すらできなくなってしまうこともあります。

瀬名　そこには、社会がどこまでワクチンの効果と副作用のバランスを見極めるかという問題がありますね。

私が記憶しているのは、インフルエンザの治療薬として知られるタミフルで、一時期、副作用のおそれが非常に強調されて報じられたことがありました。タミフルを使用した患者が、幻覚によって高いところから飛び降りてしまった、といった記事を覚えている人も多いと思います。しかし、いったんインフルエンザのパンデミックが始まると、今度は何が何でもタミフルが欲しいという方向に人々の意識が向いて、副作用の危険性を指摘する報道は忘れられてしまった。私には、その急激な変化が非常に不思議でした。スピード感は必要ですが、危険性への配慮も忘れてはならず、まさに難しいバランスを必要とされる問題ですね。

ＢＣＧは有効なのか？

世界各国の感染状況をめぐって、議論を呼んでいるワクチンについても触れておこう。結核予防のためのワクチン、ＢＣＧだ。藤田医科大学などの研究によれば、ＢＣＧを、全国民を対象に接種している地域で重症化率が低くなっている可能性があるという。

また、オーストラリアやオランダでは、新型コロナウイルスの感染を予防するため医療従事者を対象とするＢＣＧワクチンの臨床試験を開始した。だが、日本ワクチン学会などでは、こうしたＢＣＧワクチンの使用に警鐘を鳴らしている。効果が不明であることや、副作用に加え、本来の目的である結核予防のため赤ちゃんに接種する量を確保できなくなる恐れがあるという。ＷＨＯでは「証拠がない今の段階では、新型コロナウイルスによる感染症を予防するためにBCGワクチンを接種することは勧めない」としている。

中村　結核のワクチンであるBCGが、今回の新型コロナウイルスに一定程度の効果があるのではないかと言われて、オランダなどでその検証が進められています。このBCGについて岡部さんは、どのようにお考えですか。

岡部　BCGは、そもそもその効果について長い議論が行われてきました。日本は結核が少ない国ではないので、子どもたちにとって必要なワクチンということで接種を続けているのですが、BCGの効果のメカニズムにはまだよくわかっていない部分があります。結核の予防だけではなく、免疫そのものを増強しているので、他の病気にも効くのではないかとは以前から言われているんですね。ところが、まだ大規模な比較試験がなされていないのでエビデンスがないんです。

そこで今回のコロナウイルスに際して、これまでBCGを実施していなかった国で接種してみれば、免疫力が上がるから効果があるのではないかという仮説が出て、実証が始まったのだと思います。まったくの間違いではないと思うのですが、今の段階では確実視できるものではないと思います。

現実問題としては、ＢＣＧワクチンを受けたことのない人に一斉にワクチンを接種しようとすると、子どものためのワクチンが足りなくなってしまうという問題もあります。それから、結核菌にかかった経験のある中高年は多いので、そういう人にＢＣＧをかたっぱしから打ってしまうと副反応で接種した場所がパンパンに腫れ上がって潰瘍ができることもある。ですから、成人にＢＣＧを打つ場合には慎重に検討しなければいけないと思います。

中村　河岡さんはＢＣＧのワクチンについてはどういったお考えですか。

河岡　岡部先生が言われたことに付け加えることはありません。現時点では、その効果はあくまでも仮説のレベルですね。今行われている臨床試験の結果を見てみないとなんとも言えません。ただ繰り返しになりますが、免疫のレベルを上げる可能性はあるとは思います。

中村　大曲先生はいかがですか。

大曲　現場の観点からすれば、治療にしてもワクチンにしても、科学として事実が確立していない状況で飛びついて実行してしまうことは避けたいと考えています。それによって、むしろ患者さんが害を被《こうむ》ることがいちばん怖い。

中村　仮にオランダなど海外の検証で、ウイルスを完全に防ぐとまではいかなくても、重症化を防ぐなどの効果がわかった時には、日本はどうするべきだとお考えですか。

河岡　ここでも岡部先生が言われた論点が重要です。本来は子どもに使わなければいけないBCGを使っていいのかという議論をしっかりやらないといけないと思います。

（補足：イスラエルの研究グループは、2020年5月13日、BCGワクチンを受けた人が新型コロナウイルスに感染しにくいかどうか調べたところ、接種した人と接種していない人で陽性になった割合に差はなく、予防効果は認められなかったという論文を発表した。重症化との関連はまだわかっていない）

ワクチン接種の優先順位

ワクチンの宿命は、大量生産に時間がかかるため量が限られ、すぐには希望者全員に行き渡らないこと。果たして、誰に優先して打つべきなのか？

アメリカ政府は、２００５年、パンデミックの際にワクチンを接種する優先順位案を発表した。最優先に挙げられたのは、ワクチンなどの製造に関わるスタッフや、医師などの医療関係者、そして次が感染した時に死亡するリスクが高い65歳以上の病気の高齢者だった。これに対して、国民の間から激しい反論が起こった。「高齢者よりも若者や子どもを優先すべきではないか」。結局、アメリカ政府は当初の案を修正し、若者や子どもの接種順位を上げることになった。

今回の新型コロナウイルスのワクチンにおいても、医療関係者やライフラインを担う人々などは優先されるとみられるが、その線引きは実際にはどうなるのだろうか？

――

中村　仮に今回の新型コロナウイルスでワクチンが完成した場合、接種対象者の優先順位をどう考えたらよいのでしょうか。岡部さんは、新型インフルエンザの対策の検討にあたって、この部分を相当議論されてきたと思いますが。

岡部　そうですね。非常に難しい問題です。新型インフルエンザの時には、最前線で感染症と闘う医療関係者は先に接種するとか、社会機能を維持している仕事に携わる人にも早い段階で実施するといった議論がなされました。例えば年齢的には高齢者であり、小児が優先対象でした。

新型コロナの場合、ハイリスクな高齢者や基礎的な疾患を持っている方が、優先すべき対象になると思います。しかし、感染者の数が膨らんでくれば、子どもも犠牲になるし、若い方も致死率は低いものの、重症者は出てくるでしょう。そうすると、未来のある子どもや若い人たちを本当に後回しにしていいのか、という議論も必要になってきます。

いずれにしても重要なのは、感染者の分析です。どの年代層に起きやすいのか、重症化しやすいのは誰か、早く免疫をつけないといけない対象はどこかなどの医学的なエビデンスを集め、分析しなければいけません。そして、社会全体でコンセンサスを得ていく必要があると思います。そして、決める時は決めなくてはなりません。腹を据えるといいますか、そういう気持ちもきちんと持っておく必要があると思います。

中村　優先順位を決めるためにも抗体検査をして、一定の免疫がある人には打たないという可能性も考えられますが、それについてはどのように考えますか。

岡部　それはワクチンと病気によって違います。ワクチンを接種して中途半端な免疫を持つと逆に悪さを与える病気もあれば、何回も繰り返して接種しなければいけないような病気もありますので。その点では、今回のコロナウイルスの場合、ワクチン接種方法に関しては、新型インフルエンザの対策を応用することができると思います。

新型インフルエンザのときは、ターゲットとして最初にやるべき人をある程度、決めていきました。これを「特定接種」と呼びます。その対象者ですが、①医療関係者、

②国民生活と経済の安定に携わる事業者、これは、たとえば福祉、銀行、鉄道、食品小売りなどがあたります。そして③対策に携わる公務員、④対策には関係ないが、警察、消防、自衛隊などの国民の生命保護などに係る職業、⑤民間の登録事業者などです。ワクチンが実用化される前から、対象者を誰にするのかを議論していかなければいけません。

中村　そのとき、抗体検査は必要でしょうか。

岡部　ワクチンを打つ前に、抗体検査をするのは非常に特殊な場合です。抗体のある人にワクチンを打って、逆に症状が悪くなることがあるなら別ですが、抗体検査をしてから、その結果を見て、対象者を選別するのは非常に手間がかかります。それだけのお金と人的資源と時間を投じるならば、ある集団をターゲットにして、そこに所属する全員に一気に接種してもらう方が合理的です。

クライシスコミュニケーションとは

ワクチンの優先順位も含め、危機に直面しているときには、私たちは様々なことを考え、決めていく必要に迫られる。その際に、瀬名氏が指針としている考え方があるという。

瀬名　2009年、新型インフルエンザウイルスについて本を書いたときに、社会心理学者の吉川肇子《きっかわとしこ》慶應義塾大学教授にインタビューをしました。その時にうかがったクライシスコミュニケーションの話がすごく印象に残っています。

何かの危機が進行している際のコミュニケーションは、三つのフェーズに分けることができる。それを三角形であらわすと、一番下の、すべての基礎となるフェーズを、吉川さんは「真理へと至る対話」と名付けているのですが、科学的なエビデンスに基づいた、事実を基礎としたコミュニケーションが必要になるといいます。今回のコロ

クライシスコミュニケーションの概念図

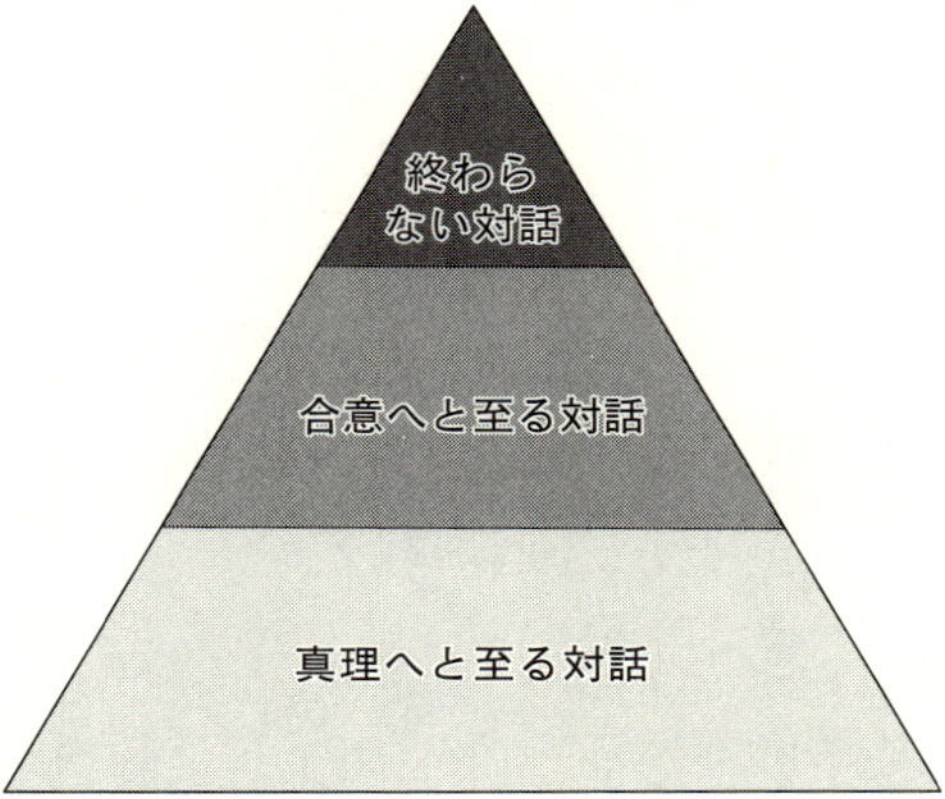

ナ対策でいえば、感染予防には、手指の消毒が欠かせないとか、三密を避けるとか、マスクをしたほうが感染拡大を妨ぐことができる、といったことは、すべて科学的によくわかっていることですね。だから誰もが受け入れられるし、議論のすべての基盤となる。

そして二番目のフェーズは「合意へと至る対話」です。これは、立場やものの見方によって、人々が異なった意見を持っているが、議論を重ねることで、一定の合意を見出すことを目指すコミュニケーションです。そこでの議論は、第一の科学的なエビデンスのフェーズを踏まえたものでなくてはなりません。さまざまな科学的なエビデンスの中で、どれを信用し、重視するかを考えつつ、具体的な対策を決めるのは、この第二のフェーズになります。政策の決定などは、まさにこの「合意へと至る対話」の領域です。

そして、最後のフェーズが、「終わらない対話」です。つまり吉川先生によると、感染症とは何か、ということですが、これはある意味で哲学的な問いで、誰も最終的な答えは持っていない。だからこそ、対話を続けていかなければならないというわけです。僕はこの話にすごく感銘を受けました。僕は今回の新型コロナの状況を見て、このいちばん上のフェーズは、こうしたパンデミック下で、より人間らしい生活とは何か、究極的には、人間らしく生きるとは何か、ということだと感じました。

おそらく新型コロナ対策にも、この三つのフェーズで、それぞれ考える必要があるのではないでしょうか。科学的なエビデンスを大切にしながら、国や地域の医療資本を考えて、みんなで動いていく。もし上手くいかなくなったら、また科学的エビデンスに戻って、もう一度、作り直していく。ワクチンの優先順位なども、まさにこの三つのフェーズによって試され、磨かれていくものではないかというふうに思います。

大曲　研究臨床の場の人間ができるのは、その基礎の部分の科学的エビデンス、対策を考えるのに必要な事実を見つけて、提示することだろうと思いますね。根本的な事実を曇りのない形で引き出し伝えていくことが大事だと改めて思うようになりました。

我々はどうしても医療者ですので、ある事実がどのような社会的な意味を持つのか、なかなか捉えきれないところはあります。実際にそれを社会にどう適用するかという形では、社会のいろんな立場の人たちに、この事実をまずは見ていただいて、そのうえで議論を重ねていく必要がある。瀬名さんのお話をうかがって、なるほどと思いました。

河岡　今の瀬名さんのお話ですけども、実は我々が普段からやっていることだなと思いながら聞いていました。つまりどういう段階、どういう部署、どういう状況でも、まずは事実に基づく情報共有から始まるんですね。そのなかで当事者のコンセンサスを得るためのディスカッションが行われて、判断が下される。それで終わりではなくて、その後、これで良かったのかどうかという検証を行う。これはいろいろな状況で、私たちが意識しないで行われていることかもしれません。

岡部　ワクチン接種ひとつをとってみても、100%の人が満足できるような状態はあり得ないと思います。そうすると、先ほどの繰り返しですけど、どういう人にワクチンを使うのか、全体にとって何が最も有効なのか、必ず判断をしなくてはならない。そこから外れた人や順番が遅くなった人の不満足感はきっと大きいと思います。そういった不満を持った人に、科学的な根拠をもって説明ができるかどうかだと思います。

新型コロナウイルス　ワクチン開発最前線

　ワクチンには大きく分けて二つの種類がある。一つは病原体を生かしたまま、弱毒化させた「生ワクチン」で、はしか（麻疹）のワクチンや結核のワクチン（BCG）などがこのタイプにあたる。弱毒化したとはいえウイルスを生きたまま体内に入れるため、免疫力が弱い人は、感染の症状が出るなど副作用の恐れもある。

　もう一つがウイルスを熱や化学物質などによって感染能力を喪失させたものを材料に作る「不活化ワクチン」だ。インフルエンザなどのワクチンがこれにあたる。生ワクチンに比べ副作用が少なくなるものの、予防効果は弱くなるとされている。

　さらに、近年ではこれらとは別に、遺伝子を使ったワクチンの開発への挑戦も始まっている。ウイルスのDNA（デオキシリボ核酸）あるいはRNA（リボ核酸）

の一部を体内に取り込んで、ウイルスへの免疫を獲得しようとするものだ。

世界中でワクチンの開発競争が始まったのは、2020年1月中旬。中国が、新型コロナウイルスの全ての遺伝情報を解析し、公開したのだ。

4月中旬、中国では、開発中の遺伝子組み換えワクチンが、世界で初めて、安全性を確かめる臨床試験を終え、有効性を確かめる第2段階に進んだと発表。アメリカの製薬会社は米国立衛生研究所と、遺伝子ワクチンの開発を進め、臨床試験を開始した。このほか医薬品大手も米政府と提携、共同で1000億円以上を出資して、10億人分のワクチン製造を目指している。2020年9月までに治験を開始し、2021年初頭の承認を目指す。このほか、英オックスフォード大学のチームも英製薬大手と組んで、9月までに4億回分のワクチンを準備すべく、研究を加速させている。日本でも東京大学医科学研究所や、大阪大学、京都大学、そして感染研などを中心に挑戦が続く。

今回研究が進められている新型コロナウイルスワクチンだ。

従来型のワクチンは、120種類以上。特に注目されているのは、遺伝子ワクチンだ。

従来型のワクチンは、卵や細胞を使っ

164

てウイルスを培養するため、開発・製造に時間がかかる。これに対し、遺伝子を使うワクチンは開発までの時間を短縮できる可能性があるが、大量生産には課題も多いとされている。

ワクチンを巡っては、争奪戦も始まった。トランプ大統領は、ドイツの製薬会社に対し、高額でワクチンを独占したいと打診したと報道され、批判が広がった。

日本も創設に関わり、資金の拠出を行っているＣＥＰＩ（感染症流行対策イノベーション連合）は、国際的な官民のパートナーシップだ。エボラ出血熱の感染拡大を契機に、パンデミックの際のワクチンを開発するために設立されたが、ワクチン開発には、世界の連帯が欠かせず、開発資金を持たない途上国に公平に廉価でワクチンを届ける仕組みが必要だという。

マイクロソフト共同創業者のビル・ゲイツ氏が設立したビル＆メリンダ・ゲイツ財団は、ＣＥＰＩにも拠出している。これまでもマラリアやエイズなど感染症の予防に取り組んできたゲイツ氏は、新型コロナウイルスのためのワクチン開発に巨額の資金を投じ、７種類のワクチンを製造する工場を整備する計画だ。７種類から最終的には、最も効果の高い一つか二つに絞り込む予定で、臨床試験と生産を同時に進める賭けに出たことで、財団の資金数千億円が無駄になるリスクがある。だが、世界経済への影響の大きさを考えれば、最善策だという。

いずれの研究も、効果があるかに加えて副作用の見極めが重要で、治験をクリアできるかどうかは不明だ。

瀬名 現在、世界中の色々な機関や企業が、ワクチンの開発に名乗りを上げています。現状を河岡先生はどうお考えですか。

河岡 ワクチンの開発は、一筋縄ではいかず、なかなか大変です。今回、多くのベンチャー企業がワクチンを作りますと表明していますが、動物実験での有効性と安全性、そしてヒトでの有効性と安全性といった具合に、一つ一つ段階を超えていかなくてはなりません。実用に至る段階では、まず安全性が大事で、それから有効性が問われます。開発自体に非常に慎重さが求められるのです。

瀬名 河岡先生ご自身は、今回の新型コロナウイルスのワクチン開発で、どのような部分を担当されていますか？

河岡　ワクチンは、あらゆる方法を試しています。「生ワクチン」「不活化ワクチン」そして「遺伝子ワクチン」なども同時並行的に進めています。いろいろな方法を試すのは重要なことだと思っています。

瀬名　新型コロナのワクチン対策の話になると、天然痘ウイルスがワクチンによって撲滅に成功したように、今回のウイルスも撲滅できるのではと考える方もいます。しかし、天然痘と今回とでは、大きく二つ相違点があると思います。

まず一つは、天然痘ウイルスは、DNAのウイルスですね。それに対して、今回の新型コロナウイルスは、RNAウイルスです。DNAウイルスに対して、RNAウイルスは変異が早いという特徴があります。そこで、ちょっと確認させて下さい。

DNAは二重鎖ですから、たとえ片方の鎖の一か所が間違えかけても相補鎖があるので遺伝情報は保持されやすい。RNAは一本鎖なので、いったん複製時にミスしてしまうと変異が起こりやすい。RNAウイルスだと、今のウイルスに対抗したワクチンを作ることができても、どんどん変異していくので、1年後や数年後には効かなくなる恐れがあります。身近なところでいえば、インフルエンザがRNAウイルスですね。だから、毎年のように変異したインフルエンザウイルスが現れて、流行を起こしている。今回の新型コロナウイルスはどのくらい変異しやすいのでしょう。

また天然痘ウイルスは、人にしか感染しないウイルスでした。人の中で抑え込むことができれば根絶することが可能だった。しかし、新型コロナウイルスはおそらく人獣共通感染症で、動物から入ってくるウイルスだと思われます。すると、動物と我々が地球上で一緒に暮らしている以上、必ず今回と似たような形で入ってくることが考えられる。10年おきくらいに、何回も何回も似たようなことが繰り返されていく可能性があります。すると、そのたびに新しいワクチンや新薬、既存薬のスクリーニングといった対応をしていく必要が生まれてしまうかもしれない。新型コロナウイルスへの対策は、そういう意味でも非常に難しいものであると思っています。

岡部　まずは変異についてですが、これはちょっと長い目で見なくてはわからないと思います。

今回の新型コロナウイルスと天然痘との大きな違いは、感染者に現われる見た目の症状です。天然痘の場合は、発疹が身体のあちこちに出てくる。かかった人とかからない人がわかりやすいんです。それに対して、今回の新しいウイルスは、上気道感染で、見た目にはわかりにくい。それから天然痘は致死率が非常に高く、最悪の場合ですと50％にもなります。一方、新しいコロナウイルスは、症状も最初のうちは普通の感冒と見分けにくくて、一部の人は突然重症化していく。

今回のウイルスの場合、「根絶」はワクチン開発の目標にならないだろうということです。もしかかっても、多くの人を軽症化に向かわせることができるくらいのレベルのワクチンでも良しとしていくべきではないでしょうか。

もう一つ付け加えたいのは、天然痘のワクチンは注射ではなくハンコみたいにペタペタ押すタイプでした。接種が簡単なので、途上国でも盛んに実施されたのです。このような使いやすさの部分も普及の要因になります。

河岡　岡部先生が言われたように、不顕性感染者（症状の出ない感染者）がいるということ、上気道感染であるということを考えると、私もこの新型コロナウイルスの根絶はまず難しいと思っています。

免疫はいつまで続くのか

瀬名　河岡先生は新型コロナウイルスに対して、ワクチンはどの程度、有効だと予測されていますか。

河岡　RNAウイルスだからといって、ワクチンを作るのが大変かというわけでもないんです。ポリオウイルスや麻疹のウイルスもRNAウイルスですけども、非常に有効なワクチンが出来ています。

さらに言いますと、この新型コロナウイルスはRNAウイルスではあるんですけれども、インフルエンザウイルスと比べて安定なのです。その理由は、ウイルスに複製時のエラーを修復する酵素、すなわち間違いをなおす酵素があるからなんですね。とはいえ、変異を起こさないという保証はありません。

将来的にはこのウイルスは、世界中に広がって、多くの人がこのウイルスに対して免疫を持つようになると思います。それはワクチンなのか自然感染なのかわかりませんけれども、いずれそういう時が来ます。そうなると、全く同じウイルスでは増殖できません。ウイルスが生き残るには、どういうシナリオが考えられるのか？　二つの可能性が考えられます。

一つは、変わったウイルスが現れてそれが生き残る可能性。これは季節性のインフルエンザでも起きていることです。多くの宿主に免疫ができて、これ以上広がりにくくなる。すると、変異を持つウイルス、すなわち広がりやすい性質を獲得したウイルスが広がっていく。

もう一つは、免疫が続かない場合です。つまり、一度感染して免疫ができても、ある程度の時間が経つと免疫が下がって、また同じウイルスに感染する可能性が出てくることです。

たとえばインフルエンザウイルスは一度、感染すると免疫が長く残ります。1918年に大流行したスペイン風邪だと、80年以上にわたって免疫が残っていたことがわかっています。この場合には、一度免疫ができると、ほぼ一生感染しないということになる。

ところが、新型コロナウイルスの場合には、感染後、その免疫がいつまで続くかが、まだわかっていないのです。もし、免疫が長く続かないウイルスだとすると、一度感染した人がしばらく経つとまた同じウイルスに感染する可能性もあります。その場合には、ウイルス自体は変化しないで、また人に感染することができるので、同じウイルスがずっと存続することになります。しかし、一つだけ確実なのは、今回のコロナウイルスは、我々人類が経験する最後のコロナウイルスではないことだと思います。

瀬名　すみません、なぜ新型コロナウイルスは免疫が続くかどうかわからないと考えられているのでしょうか。

河岡　実はまだよくわかっていない部分が多い。普通、ウイルスに感染した患者は抗体価（ウイルスに抵抗する抗体の量や強さ）が上がっていきます。ところがこの新型コロナウイルスの場合は、一部の患者さんでこの抗体価が下がっていく現象が見られるのです。抗体価が下がっていくということは、そのまま素直に考えると、また同じウイルスに感染しやすくなることだと考えられます。ただし、抗体価が下がっていったとしても、感染していない人と同じ状態に戻ってしまうのかは、また別の問題です。現時点で言えるのは、ある程度は抵抗性を持つことはできますが、しばらく経つと再感染があっても不思議ではないということだけです。

瀬名　臨床の現場でワクチンを早く使いたいという期待が高まっていると思います。大曲先生はいかがでしょうか。

大曲　ウイルス学的な話とはずれますが、ワクチンができることは、医療者のこのウイルスへの不安の払拭につながると思います。多くの病院で院内感染が起こったことは、報道にもある通りです。多くの医療従事者は、ワクチンができると気持ちがすごく楽になります。私自身の実感でいっても、あの感染症の患者さんを実際に診ていて、やはり恐ろしい病気だと実感しています。私自身、かかりたくないと心から思います。だから、一刻も早くワクチンができてほしい。これは、現場で新型コロナウイルスと対峙している人たちに共通する思いではないでしょうか。

これは単に医療従事者だけの問題ではなく、社会全体につながる話なのですが、医療従事者が新型コロナウイルスにかからないことで、コロナウイルスと闘う最前線の人数が確保できる。罹患した患者の診療なり、ケアなりが安定してできることにつながるんですね。医療者がたくさんかかってしまうと、スタッフが不足し医療が回らなくなり、病院をしばらく閉めなければいけない。いわゆる「医療崩壊」と呼ばれる事態になると、社会にとってはものすごく大きな損失になります。

瀬名　医療従事者にワクチンを使ってもらいたい気持ちは、多くの人が持っていると思います。新型インフルエンザの時に、医療従事者の方にまず率先してワクチンが提供されました。

私は薬学出身なので、敢《あ》えてうかがいたいのですが、2009年の新型インフルエンザのとき、先ほど岡部さんが紹介された特定接種の対象として、薬剤師や薬の卸業者などは、「医療従事者」に入っていなかったと記憶しています。医療にかかわるといっても、非常に多くの従事者がいるわけで、その線引きは非常に難しいと思いますが。

大曲　そこはすごく難しいですね。先ほども社会全体でどういう方々から打っていくかという話をしましたが、そういった議論は現在の段階で進めていくべきだと考えています。一つの基準としてよく論じられるのは、実際に感染した患者に接する場面があるか。この考え方は比較的受け入れられているように思います。

ワクチンはいつできるのか

瀬名　ワクチンは数か月後にもできるといった楽観的な議論もありますね。私自身は、そんな簡単ではないし、もっと時間がかかるのでは、と思っていますが、実現の時期について、先生方の見通しをお聞かせください。

岡部　これもなかなか答えが難しいところです。たしかに数か月で、ワクチンの候補をピックアップしたり、実際に作り出したりすることも理論的にはできるかもしれません。小規模な動物実験までやってみることも可能かもしれない。しかし、実用レベルのものとして、多くの人にワクチンの接種ができる状態にもっていくには、通常で考えれば数年はかかると思います。

ただ、先ほど申し上げましたように、今回の緊急性に照らして、承認のプロセスを変えたりすることで、期間をある程度短くすることはできると思います。これは、先ほどの治療薬の話と同様で、申請に要する時間を圧縮すること、それから、最初に数百人とか数十人といった小規模な接種対象に実施して、慎重に様子を見ながら規模を拡大していくことも考えられます。いずれにしても、数か月後にみんなにワクチンが打てるというのは言い過ぎですし、過剰な期待だと思います。

中村 WHOはワクチン開発について、少なくとも12か月から18か月先と言っていますが、実際に研究開発をしている立場としてはいかがでしょうか。

河岡 先ほど岡部先生も言われましたけれども、重要なのはワクチンができるかできないかではなく、どれだけの人に打てるかという量の問題だと考えています。

感染に対して効果のあるワクチンは、おそらく作ることはできます。すでにアメリカでは、人に打ちはじめる段階にまで研究が進んでいるものもあります。しかし、そのことと多くの人たちに行きわたる量のワクチンを製造できるのかは、まったく別の話になります。少なくとも今年の冬までに十分な量のワクチンを供給することは不可能でしょう。このウイルスに季節性があるかどうかは未知数ですが、仮に季節性があって、また冬に流行が来るとするならば、今年の冬にはまず間に合わないと考えた方がいいでしょう。

では、2021年の冬に間に合うかどうかですが、これはワクチンの種類によると思います。生ワクチンであれば、ひょっとしたらある程度の量は作れるかもしれません。しかし、さまざまなところで、いろいろな種類のワクチンが製造されるでしょうが、それらのワクチンのすべてを合わせても、十分な量が18か月以内で出来るかと言えば、非常に疑問だと思います。

中村　ワクチンの生産量は、ワクチンの種類によって変わるものなのでしょうか。

河岡　そうです。ワクチンの種類によってたくさん作りやすいものもあれば、そうでないものもある。効果もそれぞれです。それらのことを考え合わせると、すべての人に非常に効果の高いワクチンを2年以内に打てるかというのは、なかなか難しいところがあると思います。非常に運が良ければ、そういうことができるかもしれません。

いつまで流行は続くのか

中村　先日、アメリカのハーバード大学が、現状のままワクチンや治療薬がないと、流行を繰り返しながら、２０２２年ごろまでこのウイルスの影響は続くのではないかと発表しました。いつ人類は新型コロナウイルスの脅威から脱することができるのでしょうか。

河岡　いま言われた予測を発表したハーバードのマーク・リプシッチ先生だけでなく、ウイルスあるいは公衆衛生、感染症の専門家は、みんな同じことを思っています。その理由は、このウイルスがすでにもう世界中に広がってしまったからです。数年ですべてのウイルスが地球上から消えてしまうことは難しいでしょう。

このウイルスが現れる前と同じ生活に戻るための条件としては、ワクチンができるか、薬ができるかのいずれかが達成されなければなりません。とすると数年間は、今のような行動自粛と、感染が落ち着いてきたらそれを少し緩めるといった状況を繰り返して、このウイルスと付き合っていくしか方法はないのかなと思っています。

中村　仮に薬やワクチンが開発されなかったとすると、どうなるのでしょうか。その場合について、世界の多くの人がウイルスに感染して、集団免疫が備わった状況が生まれて収束するという見方をする専門家もいます。

河岡　現在、少なくとも日本ではそういう対策をとってはいませんね。多くの国でも行動制限を行っているわけですから、日本と変わらない考え方をしていると思います。

現時点で日本は、不顕性感染の正確な割合がわかっていません。しかしすでに感染者がかなりの割合で存在しているとは思えません。薬かワクチンができていないと、安心して従来のような生活には戻れないと思っています。

岡部　事態の収束をどのレベルで考えるのかが重要になってきますね。ウイルスが消え去る「終息」を目指すのか、ウイルスは世の中にあって、それとの上手い付き合い方がわかるようになってきたことを「収束」とみなすのかで大きく変わってきます。

人類の英知を結集

新型コロナウイルスとの闘いで期待されているのが、最新のテクノロジーだ。遺伝子情報の解析技術はここ数年で急速に進み、ヒト一人分、およそ30億ものゲノム解析は、たった1日で可能になっている。こうした進歩を受けて、新型コロナウイルスの遺伝情報は、WHOへの報告からわずか10日程で公表された。2014年のエボラ出血熱の流行時は、ウイルスのサンプル採取から遺伝情報の公開まで1年もかかったことと比較すると隔世の感がある。

第一線の科学者たちの挑戦も始まっている。理化学研究所では、新型コロナ治療薬の開発にスーパーコンピュータを活用。さらに、最新のスーパーコンピュータ「富岳《ふがく》」の運用を1年前倒しで開始した。「富岳」は、これまで最速だったスーパーコンピュータ「京《けい》」のおよそ100倍の性能を持っているという。感染の広がりや経済への影響のシミュレーションなどにも利用する。

さらに桁違いのスピードを持つ量子コンピュータの活用も始まった。カナダの企業は、新型コロナ関連でのサービスを無償で提供する国際プロジェクトを発足させている。AI（人工知能）にも期待が寄せられている。中国政府は、IT企業と研究機関が連携し、AI、ビッグデータ、5Gなどの技術を生かし、研究のスピードを加速させると宣言した。

利害を超えてウイルスに挑む動きも現れている。今回、ヘルスケア領域の企業15社は、共同で新型コロナウイルスに対応すると表明。4大ワクチンメーカーも参加している。

ウイルスVS人類。あらゆる英知を結集することは、どこまで可能なのか？　垣根を超えた連帯が問われている。

瀬名　研究の「スピード感」についてうかがいたいと思います。今回のウイルスの遺伝子配列が非常に早く決定されて、世界中の研究者に共有されるようになりました。

非常に早い印象を持ったのですが、以前と比べて、どういう部分でスピード感を感じますか。

岡部 私はＳＡＲＳの時も関わっていましたので、その時と比較して説明します。ＳＡＲＳの流行が広がってから、世界中に「ＳＡＲＳとはこういうウイルスですよ」と発表されるまでに4か月くらいかかっていたと思います。

それに対して、新しいコロナウイルスの場合は12月の末に病気が確認され、翌1月の中旬には、もうこの病気の原因となるウイルスが新しいコロナウイルスであることが分かっていました。そして、遺伝子構造のかなり細かいところまでが公表されています。

この10年で未知の病原体を解析するスピードが格段に上がったといえます。さらに、情報をオープンにするタイミングも早くなった。まさに科学技術の進歩と意識の変化だと思いました。遺伝子構造がわかったので、感染研や世界の大きな研究所だけでなく、私がいま所属しているような小さい研究所でもＰＣＲ検査が可能となります。さらに、早い時期にウイルスが入手され、各国がシェアできるようになったことも非常に良いことです。薬やワクチンの開発にも結びつくと思います。

瀬名　河岡先生はいかがでしょう？

河岡　かなり早い段階で遺伝子配列が公表されたことで、わからないことはまだたくさんあるのですが、研究は非常に進んだと思います。どういう動物でウイルスが増えるのかなどは、実験をやってみないとわからないところがあるんですが、遺伝子配列がわかっていると、遺伝子を合成して構造を解析するということができます。そのためにMERSとかSARSと同じようなところがかなりあることがすぐにわかりました。

有効な薬のスクリーニングや実際の効果を試す部分でも、スピード感がありました。ワクチンの開発においても、遺伝子構造がわかっていますので、それを使えば、ウイルスそのものがなくても、ある程度開発が進められるというメリットがあります。そういう意味で、今回の遺伝子情報の開示・共有は、非常に重要でした。

大曲　みなさんが言われる通り、スピード感には私も驚きました。通常、きちんとした論文にならないと、それぞれの知見は表に出てこないことが多いんです。しかし今回は、かなり早い段階で、国際社会として情報を共有するというコンセンサスができた。それによって実際にさらなる研究に活かせたことは大きいと思っています。もう一つは、インターネットの技術を使って、どこの国やどこの地域にいても、その地域の専門家などと随時ディスカッションができる環境が整ったことは、すごいことだと思います。最新の状況を、テレカンファレンス（遠隔会議）を通じて、直接情報交換できるようになったのは、全体としてのスピード感を増している要因だと思います。

人類はいかに連帯していくべきか

瀬名　最後に医療の話から少し離れて、「連帯」についてうかがいたいと思います。アメリカのトランプ大統領は、「自分は戦時の大統領である」と発言するなど、人類対ウイルスの対決の構図を鮮明にする雰囲気が欧米を中心に生まれています。一方で、そのような風潮はナショナリズムとつながりやすいと警告する声もあります。フランスのジャック・アタリという思想家は「利他の精神」が必要だと唱えていますね。そして、希望を持ってポジティブに生きるということと、楽観主義は違うんだということも言っています。感染症専門家の先生方に敢えてうかがいたいのは、我々は何をもって「連帯」し、この危機を乗り越えていったらよいかという問いなんです。

岡部　連帯という言葉が正しいかわかりませんが、専門家は専門家なりの工夫をしなくてはいけないし、専門家以外の人たちも、自分が周りに対してできることをやる。そうした素朴なところに行き着くと思います。

それとウイルスの脅威に鬱々とした気分になるだけではなくて、いろんなことを創造的にやっていくことが必要だと思います。１か月前の状況、２か月前の状況と、今を比べてみてください。まだわからないことはたくさんありますが、逆にわかっていることもどんどん増えてきている。ワクチンは少し時間がかかるにせよ、この病気への科学的な対処法は日々進歩していると思います。ですから、期待を持ってこの先の未来を見ていただきたい。決して悪いことばかりが先にあるわけではない。もし悪くなる可能性があるのならば、それが少しでも減少させられるようにみんなでやっていきましょうと伝えたいですね。

河岡　我々感染症の専門家としては、一般の方々に情報提供をして、事実を伝えること。今、こういう状況なんだと、今後こういうことが考えられるんだということを皆さんに共有していただくことが大事だと思っています。さらに、いろんな分野の人たちが一緒になって立ち向かい、できるだけ早く今回のウイルスの流行をコントロールできるような状況に持っていきたいと考えています。

一つ言えるのは、止まない雨はないということです。必ず、雨は上がるんです。ウイルスも必ずコントロールできるようになります。これは決して希望的観測でもなんでもなく、未来の事実として、そういう時は必ず来ます。今は大変かもしれないけどみんなで頑張りましょうという気持ちです。

大曲　おそらく多くの方が感じているのが、社会のいろんなところで分断が起きているということではないでしょうか。要はウイルス対策のちょっとした意見の違いから、まるで敵味方であるかのような感じになってしまうことが起こりやすくなっていると日々感じています。物事を決めたり、前に進めるときに、意見の違いがあるのは当然のことですし、むしろ、その方が健全だと思うんですが、特にこういうストレス下だと、すぐに敵と味方を選別したり、あいつが悪いといった議論につながってしまう。感情的にならずに冷静に、事実は事実として議論をしていければいいなと思っております。

瀬名　この新型コロナウイルスの流行に直面するなかで、僕は、最終的には人間らしさとは何かということが非常に問われていると思っています。人間らしい決断とか、あるいは幸せというものについて、日々、考えさせられている。

そこで重要なのは、やはりクライシス・コミュニケーションの三角形の三つのフェーズを行き来しながら、ひとつひとつ考えていくことではないでしょうか。そのとき、しっかりした議論の土台となるのは、今日、治療や研究の最前線で闘う専門家のみなさんに語っていただいたような科学的エビデンスだとあらためて思います。

最後に一言ずつお願いできないでしょうか。

岡部　科学の進歩、これにぜひ期待をしてもらいたいと思います。

河岡　今回は新型コロナウイルスでしたけど、こういう新たなウイルス、新たな病原体は必ずまた現れてきます。流行のコントロールに全力を傾けることは当然ですが、次の流行に向けて我々は、何をしていくべきなのか、今回の経験を生かしながら準備をしていきたいと考えています。

大曲　現在はいわゆるソーシャル・ディスタンシング（社会的距離の確保）が必要で、なかなか人にも会えない厳しい状況ではあります。しかし、感染しないようにできるだけ距離を維持するという、一見、古典的にみえる手法が、ウイルス対策に効果があることがわかってきたのも、今回の流行を通じてのことだと思います。そのことで、ある程度感染拡大を抑え込むことで時間をいただいて、我々研究などに関わる人間はしっかり頑張って、解決につながる医療や研究を進めていければと思っています。

瀬名　この行動制限のなかで、たしかに身体的な制約はあるのですが、心の制約はありません。これが第二次世界大戦などの実際の「戦時下」とは全く違うところです。我々の健康は身体と心の両方が揃うことで成り立っています。身体は制限されているけれども、その分、心を働かせて、この状況を乗り越えていければいいと私自身は思っております。

今日は治療薬とワクチンについてかなり突っ込んだ、しかも根源的な議論ができたと思います。お時間を割いていただいてありがとうございました。

第3部　パンデミックと総合知

瀬名秀明

「ウイルスVS人類」の多様な視点

本書のタイトルは『ウイルスVS人類』である。確かに感染症やウイルス学者、医療従事者らはウイルスと闘っている。だがこの文言が本当に意味するところを考えてみたい。

二〇〇九年、新型インフルエンザのパンデミックのとき、私はこう記した。

「しかし実際のところ、私たちはパンデミックとたたかっているのではない。本当はこの現代社会とたたかっているのだ」

今回（二〇二〇年）の新型コロナウイルス・パンデミックが二〇〇九年の新型インフルエンザ時ともっとも異なる点は、多くの識者が指摘するように、まずはグローバル化だろう。人々や商品の行き来がいっそう増え、複雑になっただけでなく、情報のグローバル化も格段に進んだ。そのため市民の間で共有される雰囲気、空気が、文字通り〝毎日のように〟変わる現実と私たちは向き合うこととなった。

新型コロナ以前を思い返すと、まず人文社会学系の研究者・思想家が国際社会の

〝分断〟を危惧し、人々の心のなかでナショナリズムが台頭しつつあるのではないか、と警鐘を発信していた。たとえばNHK Eテレの番組『100分de名著』は二〇一八年三月に「100分deメディア論」を放送した。出演した四名の論客のひとり、ジャーナリストの堤未果《つつみみか》氏は、第一次世界大戦後に書かれたウォルター・リップマンの古典『世論』を挙げ、メディアは簡単に人々の感情に働きかけて世論を操作できてしまうと紹介した。またメディアは決して中立の存在ではなく、人々の「ステレオタイプ」（先入観や固定観念）をより強化してしまう。四名の論客は討論を通じて、現代のSNSはそうしたステレオタイプ問題をいっそう強めていると指摘した。

今回の新型コロナウイルス感染症は世界中に広まり、欧米各国は日本よりも前に極めて危機的な状況に陥った。厳しい都市封鎖、行動制限政策も採られた。その際、世論が明らかに変わったと感じた瞬間がある。三月一六日、フランスのマクロン大統領が「我々は戦争のさなかにいる。目に見えない敵が勢力を伸ばしている。皆で立ち上がる必要がある」と表明、また一八日にドイツのメルケル首相やアメリカのトランプ大統領が「第二次世界大戦以来最大の問題」「国は戦時下だ」と発言すると、世界の知識層がいっせいに「連帯solidarity」の必要性を説き始めたのである。それだけならまだいい。日本でも人々が「そうか、いまはウイルスVS人類の第三次世界大戦なのだ」とSNSで声を上げ始めた。

ここには両面がある。口にすれば何となくうまいことをいっているように感じる。だが「これはウイルスと人類の戦いで、自分はその戦争の参加者なんだ」と気持ちを入れ替えると、私たちはそれまでの「もし自分が知らぬ間に罹っていて、うっかり人に感染させてしまったらどうしよう、世間からバッシングを受けてしまう」という個人の不安をいったん棚上げして、ほっとできる。戦時中なら多少の我慢は仕方がないと納得できる。何より対ウイルス戦争で人類が勝つと想像すればスカッとする。そんな心理も働いたかもしれない。

人々の一体感がおかしな方向へ行って、権力に依存する世論が高まりすぎると、それはすでに多くが指摘する通り全体主義へと繋がる。それにいっときは戦争に参加するのだと気持ちが高揚したとしても、苦況が長期にわたれば必ず人は疲弊してくる。

私たち人間の「人間らしさ」は、身体と精神のバランスから成り立っている。身体性が制限されるとどうしてもバランスが崩れ、私たちは不自由さや不安に囚われる。それもまた私たちが人間という生きものだから仕方のないことだが、自宅待機や失業という慣れない環境下ではどうしても家庭内暴力や我が子への児童虐待など深刻な問題も顕在化する。

日本には行動制限を執行する法律が存在しない。よって私たちは政府から行動の「自粛」を「要請」されてきた。ある意味、各人の自主的判断力や理性を尊重したやり方だったわけだが、四月中旬ころから五月上旬ころまでの一時期、世論は「対策がうまくいっていない」と、政策に提言する立場の感染症専門家を激しく非難した。端から見ていても恐怖を感じるほどだった。

今回こうした現実を前に多くの科学者は、これまで積み上げてきたサイエンスコミュニケーションの基盤が音を立てて崩れ落ちてゆくような感覚に襲われたと思う。こうなると「むしろ大多数の科学者たちの方が、実はいままでステレオタイプに縛られ、思考が偏っていたのではないか」という疑念さえ生まれ、何が本当の「信頼」なのかわからなくなってくる。WHO事務局長の辞任を求めるインターネット署名運動に世界中から一〇〇万人以上が賛同するなど誰が想像できたであろうか。

四月中旬あたりから企業の倒産や失業といった経済問題が深刻となり、五月の大型連休になると人々の関心は感染症そのものよりも、むしろ経済対策へと移っていったように思える。それに合わせて感染症専門家に対する世間の非難は増え、そしてやがて相対的に薄れていった。

政府や経産省、厚労省などの行政は四月中旬ころから「スピード感」という言葉をよく用いるようになった。だがその「スピード感」の共有もまた、ある種の社会的「空気」として、私たちに課題を突きつけることになったかもしれない。私たちはこの現代社会とたたかっているのだ、という意味が、いっそう重要なものとしてクローズアップされてきたのである。

コロナウイルスの特徴

三月一五日付のアメリカ《TIME》誌に歴史学者のユヴァル・ノア・ハラリ氏が寄せた論考「人類はコロナウイルスといかに闘うべきか――今こそグローバルな信頼

と団結を」は話題となり、日本でも広く読まれた。ハラリ氏はWHOが一九八〇年に天然痘の根絶を宣言したことを引き合いに出し、こうした歴史から今回のパンデミックも科学的情報の共有とグローバルな団結によって乗り越えられると呼びかけた。しかし新型コロナウイルスと天然痘ウイルスを単純に比較することはできない。第2部で私が天然痘ウイルスの話を出したのは、ハラリ氏の見解が実際のところはどうなのか、確認しておきたかったからだ。

天然痘ウイルスはDNAウイルスに分類され、RNAウイルスであるインフルエンザウイルスなどと違ってゲノムの変異が少ない。一方、新型コロナウイルスは、押谷氏も述べるように不顕性感染者も多く「見えにくい」という厄介な特徴がある。これが対策を難しくしている。ただ、討論収録後に私も糖鎖ウイルス学者である父・鈴木康夫と論文を読むなどして勉強し、改めて学んだ知見もあった。

RNAウイルスは通常、変異がとても速いことで知られる。だからインフルエンザも毎年のように、流行するウイルスの性質が変わってくるのだが、コロナウイルスはRNAウイルスでも極めて例外的に、ゲノムの変異を修復する酵素を持っている。これは私と父が周囲に確認した限り、ウイルス学の研究者の間でもあまり知られていないことのようだ。

コロナウイルスは専門的にはニドウイルス目《もく》に属するのだが、ニドウイルス目のウイルスは修復酵素をつくって、ゲノムを複製する際に、つまりウイルスが増殖する際に間違った塩基がゲノムに取り込まれるのを防ぐという、他のRNAウイルスには見られない特異的な性質を持っている。この性質はSARS、MERS、今回の新型コロナを含め、すべてのコロナウイルスに備わっていると思われる。

コロナウイルスのゲノムはとても大きく、インフルエンザウイルスは総計五〇〇〇アミノ酸分くらいのタンパク質しかつくらないのに対し、たとえばSARSコロナウイルスは何と七〇〇〇アミノ酸分のタンパク質をつくる。そうした数多くのタンパク質のなかに、修復酵素として働く物質がある。いくつかのタンパク質が合体して作用を発揮する。

少し詳しくなるが説明しておこう。新型コロナウイルスはプラス一本鎖RNAウイルスで、増殖するときにはまずRNAを複製しなければならない。そこでプラスRN

Aに相補的なマイナスRNAが合成されて、二重鎖になる。それが切り離され、今度は鋳型のマイナスRNAから、本来のプラスRNAが合成されてゆく。RNAではAUGCと四つの塩基が遺伝暗号として使われるのだが、一方の端から順に合成が進んで鎖が伸びてゆく際、間違った塩基が入り込んでしまった場合、それを除去するのが修復酵素の役目なのだ。

新型コロナウイルスの治療薬として期待されているレムデシビルは、RNA依存性RNAポリメラーゼ阻害剤と呼ばれる。ウイルスのRNA鎖の合成を阻害するわけだが、その作用機序はおおむね次の通りだ。

レムデシビルは体内に入ると代謝されてかたちを変え、RNAの四つの塩基暗号のひとつであるAの誘導体になる。つまりAによく似ているがAとは別の物質、いわばA′である。これが取り込まれると、新型コロナウイルスは本来Aを入れるべきところに間違ってA′を入れてしまう。

通常のRNAウイルスだと修復酵素を持たないので、こうしたRNAポリメラーゼ阻害剤が入ると、そこでRNAの合成はストップしてしまって、それ以上伸びない。

そのためウイルスの複製が抑えられる。だがコロナウイルスは修復酵素を持っている。するとどうなるか。興味深いことだがA′が入った後、そこでは止まらず、さらに三つの塩基が続いて合成されるらしい。つまりすぐには修復酵素で排除されない。だが三塩基続いたところで修復酵素が働かなくなり、RNA合成がストップしてしまうらしい。レムデシビルのつくるA′の構造が特徴的なのだろう。このような性質があるので、通常のRNAポリメラーゼ阻害剤では効かないが、レムデシビルなら新型コロナウイルスに効くと考えられているのである。

もうひとつ治療薬の候補とされているアビガンも同じくRNAポリメラーゼ阻害剤で、こちらは体内でプリン体の誘導体、すなわちA′またはG′のかたちとなり、RNA合成をストップさせる。

さて、ここからは別の問題となる。薬には副作用というものがあり、今回のようなときこそ私たちは慎重に物事を進める必要がある。

感染症対策と副作用の問題

現在、抗インフルエンザウイルス薬であるタミフルやリレンザの添付文書には、「重要な基本的注意」として「抗インフルエンザウイルス薬の服用の有無又は種類にかかわらず、インフルエンザ罹患時には、異常行動を発現した例が報告されている」（傍点筆者）と明記され、異常行動による転落などの事故を防ぐためにこういう予防対策を講じなさいと示されている。処方されるときも私たちは薬剤師からこの注意を受けるはずだ。

今回注目されている商品名アビガン錠（ファビピラビル）はすでに日本で抗インフルエンザウイルス剤として承認されているが、添付文書を読むと、使用の際には必ず患者または家族に文書で説明し、かつ文書による同意を得ること、とある。タミフルやリレンザよりずっと慎重な使用が求められているわけだ。

「いまは非常時なのだ。催奇形性の副作用があるとか、薬剤が精子へ移行するといっても、妊婦でもなく直近に子供をつくるつもりもない人にはどんどん投与すればよいではないか」

と考える方もいるかもしれない。だがそうした声が大きくなりすぎるのは危険だ。

今回政府は五月二日に薬機法の施行令を改正し、新型コロナウイルス治療薬を「特例承認」の対象とした。薬事承認審査を簡略化できる。五月四日、アメリカの製薬会社ギリアド・サイエンシズの日本法人からレムデシビルの申請が出され、わずか三日後、連休明けの五月七日に、厚労省はこれを特例承認した。

第2部の補足にある通り、この薬はアメリカでFDA（食品医薬品局）が五月一日に新型コロナウイルス治療薬として緊急使用許可を出したものだが、海外の臨床データふたつと日本を含む人道的使用（第2部で言及されているもの）の投与経験データひとつだけをもとに三日で承認してしまうのは、後々まで禍根を残すのではないか、薬害が発生したらどうするのか、とさすがに案じた。九日、私は父に意見を求めた。返信がすぐに届いた。父は「当方はすでに引退しているので、あまり説得力はないと思うけれど」と述べていたが、重要な問題提起が含まれているので紹介する。

レムデシビルに関しては、注射薬で病院内でのみ、たぶん無償投与となるが、おおおむね8：2の割合で危惧する。アメリカで承認されたから日本でもOKとするならばもっともまずい。

ある意味、一九五七年のサリドマイドのときと状況は似ている。当時の日本は、欧米で承認された薬は、日本での治験をおこなわずに承認する場合があった。つまり、西ドイツの会社がコンテルガンという商品名で一九五七年に発売した鎮静催眠剤を、翌一九五八年、日本の厚生省が臨床試験なしに承認、大日本製薬が睡眠薬として発売開始し、その後、つわりにも効くということで多くの妊婦にも投与された。しかし米国のFDAはひとりの女性の審査委員がどうしても反対したため（といわれている）一九六〇年に許可しなかった。

その後、一九六一年にレンツ警告が出て、四肢障害（フォコメリア）の原因はコンテルガン（サリドマイド剤）となり、各国が販売停止。しかし日本は一九六二年になってようやく販売停止したが、遅かった。日本では一〇〇〇人くらいの被害児が生まれたとされる。

つまり、同じ状況とはいわないが上記と似ている。アメリカでさえ、レムデシビルは充分とはいえない臨床試験しかやっていない。また今回は、重症患者、人工呼吸器を必要とする患者に投与とあるが、このような安全性がいまだよくわからない薬を重症患者に投与してもよいのかが問われる。充分に医師が説明、かつ病態を確認の上、それでも必要な場合にのみ投与となると思われる。

父とも話し合い、父の文章も借りつつ公平を期すため書いておくと、一度サリドマイドは日本で発売禁止となったが、二〇〇五年に厚労省が希少疾病医薬品として見直し、二〇〇八年に多発性骨髄腫の治療に限って承認している。アメリカでもFDAがハンセン病の治療で承認、現在はいくつかの国でもこうした疾病の治療に承認されている。患者を限定し、かつ医師や薬剤師らによる観察があれば、利用可能な場合もあるのだ。第2部で岡部氏や大曲氏も述べられたように、今回の新型コロナの治療薬もしっかりとした臨床試験を継続し、信頼の置けるデータを増やすことが大切だ。

承認にあたって、抗ウイルス薬レムデシビル（商品名ベクルリー）の添付文書と、厚労省による留意事項の文書が公開された。添付文書には、あらかじめ患者または代諸者に有効性や安全性に関する情報を充分に説明し、文書による同意を得て投与すること、また急性腎障害や肝機能障害が現れることがあるので、投与前および投与中は毎日腎・肝機能検査をおこない、患者の状態を充分に観察すること、と書かれている。厚労省の留意事項文書にも、もし本剤の副作用などによると疑われる疾病、障害、死亡の発生を知ったときは、速やかに報告すること、とある。

私は「人々の倫理観が変わったとき、それを〝未来〟と呼ぶ」と考えている。私たちはいま未来へのとば口に立っている。治療薬の使用についても倫理観が変わりつつあるのかもしれない。だが一方で私たち人間はそのときの雰囲気に押されて反射的に行動、発言してしまう生きものである。だからこそ政策決断は、私たち現代社会、もっといえば私たちひとりひとりの心との闘いでもある。

何によって私たちは連帯するのか

それでは私たちはどのようなかたちで「連帯」すべきなのか、クライシスコミュニケーションと心理的な側面から考えたい。海外の都市では毎晩一定の時刻になると、医師や看護師への感謝と励ましの気持ちを込めて、市民が窓を開けて拍手し、その音を聴いて共有することが自然とおこなわれるようになったそうだ。それもひとつの連帯であり、私たちの共感という心の働きに作用し、その日の疲れを癒やし、自分はひとりではないという希望を取り戻すきっかけになっているだろう。

私はこれまで共感（シンパシー）と感情移入（エンパシー）の違いと、それぞれの働きについて、またそれらがもたらす「人間らしさ」について関心を持ってきた。第2部で「コンパッショネートユース」について質問したのも、「コンパッション」とは「同情」と訳せる心の働きであり、他者の心に同調するという意味で共感に近く、治療薬の試験の名称に用いられていることに目が向いたからだ。

共感、同情、感情移入の違いは日本語と英語でも語感が異なる上に、心理学や哲学の辞典でも説明はまちまちで、はっきりとした定義はない。だが私はこう考えている。

共感（シンパシー sympathy）とは、他人の気持ちといつの間にか同調している、受動的な心の状態（state）。

感情移入（エンパシー empathy）とは、自分とは違う立場の他人の気持ちを思い測る、能動的な心の能力、パワー（ability, power）。

シンパシーは知らず知らずのうちに生じてしまう「状態」、エンパシーは自分から進んでおこなう「能力」だというところに注目してほしい。シンパシーは一部の動物にも見られる心の働きで、私たちヒトもごく小さいときから持つ原初的な情動だ。一方のエンパシーは私たちヒトが進化の過程で獲得してきた高度な能力だと考えられる。私たちヒトの情動作用は三〇歳くらいまで発展を続けるらしいが、エンパシーの能力は小学校高学年程度になって獲得されるといわれる。

看護師の間ではよく「共感的理解」が大切だとされるが、この言葉は英語でempathic understandingであり、本来は「感情移入的理解」、つまり自分とは異なる立場の患者に対し、相手の気持ちを想像して受け止め、理解し、患者が本当に望むケアをおこなう、ということなのだと思う。だが患者の心に巻き込まれすぎると、燃え尽き症候群、バーンアウトに陥る。これをcompassion fatigueという。「共感疲労」と訳されることが多いが、シンパシーではなくコンパッションであり、「同情疲労」の方が実情に近い。そうなったときはいったん現場から離れ、静かに自分を客観視するのがよい。

わかりやすくいうと、シンパシーとは「寄り添う」ことであり、エンパシーは「思いやり」ではないか。「思いやり」には「思い」だけでなく「遣《や》り」が含まれており、すなわち他者への行動が伴う。注意したいのは、もともと他者の気持ちを推し量って配慮し行動するという意味を持っていた日本語「忖度」に、近年「先回り服従」という悪いスティグマがついてしまったことだ。「先回り服従」は本当のエンパシーではない。

コンパッションはおそらくこの両者の中間で、たとえば医師が患者さんに「寄り添い」つつ、何とかして助けられないかと考え、通常より踏み込んで未承認の薬を使うと決断し、行動するという意味で、「寄り添う」思いに正義感や倫理観の後押しが加わり、行動へと表出される状態と考えられる。だがその正義感や倫理観が必ずしも正しいとは限らないこともコンパッションでは留意しておくべきだ。

小説を読んで「主人公に共感しました」と涙を流すだけでは本当の読書とはいい難い。自分とは異なる立場の人の心情も理解できて初めて読書体験は豊かになる。シンパシーとエンパシーのバランスこそが真の「人間らしさ」をつくる。シンパシーは個人の心を救い、エンパシーは人類を救う。

私は第2部でフランスの思想家ジャック・アタリ氏の「利他の精神」に触れた。これはエンパシーによる他者理解の精神だと私は解釈している。本章の最後でもう一度触れる。

私がシンパシーとエンパシーに関心を持つようになったのは、ロボット学の研究会に出るようになってからだ。ロボットやAIに人の心を理解してもらうには、私たちの心の本質を理解する必要がある。そのため一部の先進的ロボット学者は進化心理学や発達心理学に格別な関心を抱き、学際研究を進めてきた。近年ではロボット学の第一人者である大阪大学の浅田《あさだ》稔《みのる》氏がこのシンパシーとエンパシーに注目し、情動発達ロボティクスと銘打ち、ロボットやAIでこうした感情を設計できるかという研究に取り組んでいる。

二〇〇九年のパンデミック時に、私は危機管理のあり方には大きくふたつのモデルがあると教わった。ひとつは「戦争モデル」で、非常時に人間は理性を失ってしまうから政府や行政がトップダウン式に人々の行動をコントロールするのだという考え方。もうひとつの名称は仮に「社会心理学的モデル」としておく。こちらは、人間は非常時でも意外とパニックにならず臨機応変に創意工夫できるので、がちがちにマニュアル化せず〝のりしろ〟部分を残しておいた方がよいという考え方で、社会学者や組織論の研究者に支持されている。

両者の考え方に優劣はない。人間観の違いだからだ。公衆衛生の分野では従来から戦争モデルが採用されてきたが、現代のように複雑化した社会では、どちらのモデルを選ぶかではなく、めりはりをつけて両者を組み合わせる他に方法はない。ある部分は戦争モデルで制限をかけるが、別の部分では社会心理学的モデルで〝現場〟の判断力に委ねる。そしてパンデミックの進行度とともに、両者の組み合わせ方を的確に変えてゆく。

現代社会は多様で、私たちにはそれぞれの〝現場〟がある。自治体によって人の動きも生活様式も違うのだから、個性に合わせた創意工夫が不可欠だ。私たちは科学的知見を基盤としつつ、互いに話し合って、「自分たちの街ではこうする」と決めてゆく必要がある。

ＡＩ（コンピュータ）は確率や統計を計算することはできる。よって慶應義塾大学の吉川肇子氏が教えてくださった三角図のうち、いちばん下の基盤となる「真理へと至る対話」や、その上の「合意へと至る対話」ではＡＩが使えるだろう。

だがいちばん上の「終わらない対話」――私は今回「人間らしさとは何か」と置き換えたが、その部分だけはいまなおＡＩでは代替できない。だからこそ私たちはナショナリズムや個々人の刹那的な損得、プライドに縛られた自分自身、自己愛を超えて、いちばん上の「人間らしさ」によって連帯するしかない。

二〇〇九年のパンデミック時、私は厚労省の対策推進室で働いていた医師の高山義《たかやまよし》浩《ひろ》氏から話をうかがった。彼はこう語った。厚労省という行政側で働いていると、さまざまな〝現場〟から連日声が届く。「ありがとう」と感謝されることはほとんどない。むしろ「厚労省は現場を知らない」と何度も非難された。だがある時期から、現場を知らないということ自体は問題ではないのだと気づいた、と。

保健所の人たちも医師たちも、みんな自分なりの現場を持っている。自分も医師として村の診療所で働いたが、それは自分自身の現場であって、全国には通用しないと気づいた、と。だから自分のなかにある現場感覚で、現場を知っている気になってそれを相手に押しつけようとすると軋轢が生じる。いちばん大事なのは「自分は現場を知らない」と気づくことだ。ただし自分は医師であるから、現場の人たちとコミュニケーションするためのボキャブラリーはある。そう気持ちを切り替えたことで自治体の人たちの意見を聞けるようになったのだという。私はいまそれを思い出し、とても示唆的な見解だと感じる。

誰がために鐘は鳴る

今回のパンデミックを受けてアルベール・カミュの小説『ペスト』が売れたという。私も今回、ずっと積ん読だったので初めて読んだ。すでにペストは過去のものだと思われていた現代、アルジェリアのオラン市でペストが発生する。やがて都市は封鎖される。主要な登場人物は医師リウーと青年タルーだ。私が特に印象的だったのは、（市民たちは事の成行きに甘んじて適応していったのだが、まさにそれが不幸というものであり）「絶望に慣れることは絶望そのものよりもさらに悪いのである」（宮崎嶺雄訳）という一文だった。医師リウーは当初「誠実」に「自分の職務を果た」していたが、物語が進むにつれて無私の聖人のようになってゆく。だがこんなことは実際には無理だろう。そして最後に流行は去ったとして都市の扉は開け放たれ、人々はいっせいに外へ出て行く。しかしいまの私たちなら、このラストは怖いと感じることだろう。新たな感染拡大の予感がするからだ。もう一点、私が興味を惹かれたのはタルーが平和へと到達するためのキーワードとして「共感（シンパシー）」という言葉をリウーに告げることだ。本当にシンパシー、〝ともに苦しむ〟だけでよいのか。その先があるのではないかと感じる一方で、タルーにとっては医師リウーからのシンパシーは何よりも大切だったのではないかと思った。

ダニエル・デフォーの『ペストの記憶』は、同時代の物語ではなく一七世紀ロンドンのペスト大流行を振り返った記録文学の体裁を採る。こちらの展開はよりシビアで、いっとき死者が減少し流行が収まったと見たロンドン市民が喜びのあまり店を開け、街を歩き回ったため、再び多くの死者を出すことになるのである。

小松左京の『復活の日』も注目されたと聞くが、小松左京の著作でもっとも参考になると私が思うのは、阪神・淡路大震災のときに書かれたルポルタージュ『大震災'95』だ。

このルポは一九九五年四月から翌年三月まで「毎日新聞」に連載された。一月一七日に震災が起こり、小松は箕面の自宅で被災した。小松はニュース映像で阪神高速道路の橋脚が折れ、道路が横倒しになっているさまに衝撃を受けた。かつて小松は小説『日本沈没』で高速道路が地震によって倒壊し、車が空から降ってくる様子を描写したのだが、当時「日本の建築技術は優れているから、こんなことが起こるはずがない。無知な作家だ」と批判を受けていた。だが空想であったはずのその描写が、いま現実のものとなっている。

その映像が小松の心を動かした。予定していた連載のテーマを急遽変えて、この震災に対し人々がどうふるまったのか、その「総合的な記録」を書き残すことに決めたのである。小松はすべての人々がこの大震災の「当事者」なのだと冒頭に書いた。だからそのひとりひとりの「記録」を取り、それらの膨大な情報を総合的に分析し、次代へ活かすための情報研究ネットワークセンターをつくるべきだと考えた。小松は多くの人に取材し、震災当日の動きを克明に追い、放送メディアや消防局、自衛隊などさまざまな「当事者」の活動がどのようであったかを聞き取っていった。

だが読むとわかる通り、小松の筆は後半から失速する。あまりに膨大な情報に曝露されて飽和状態に達し、自分の頭でひとつの総合的なストーリーに組み立てることができなくなってしまったのである。共感疲労もあっただろう。終盤は専門家との対談が生のまま記される。そして先に述べた「阪神大震災・情報研究ネットワークセンター」の設立を夢想しつつ、最終回で「これから数年かけてじっくりと「資料を」整理し、私なりに、大震災の『総合的イメージ』をまとめていきたいと思う」と書いたが、結局それは果たされなかった。「明けて満六十五歳になった身には、いささかきつかった」と弱音も吐露している。この連載後、小松はうつ状態になり、事実上作家としての仕事はできなくなる。そして東日本大震災後の二〇一一年、息子らに「ユートピア……」といい残して亡くなった。

小松は『日本沈没』で地震学者のみならず技師や政治家、政界の黒幕なども登場させて、日本という国は未曾有の危機に瀕したときどのような局面を迎え、どこへ向かうのか、総合的なシミュレーションを試みた作家だ。書く際には一九七〇年の大阪万博で政治家や行政官と話せたことが貴重な経験になったと後に述べているが、小松のなかにはもともとSF文学の果たすべき大きな役割、すなわち「総合知」の実現という夢があったはずである。

SFには古くから、どんな分野にも精通して理知的な判断と行動力を兼ね備えた、『鉄腕アトム』のお茶の水博士のような総合科学者——ジェネラリストが登場してきた。それはある時期まで人類の憧れでもあった。ジェネラリストこそが世界を救う、またたとえジェネラリストが存在しなくとも、世界中から叡智を集めて討議すれば、きっと世のなかはよい方向へゆくだろうという、「総合知」への期待があった。小松は終生にわたって総合知の実現を希求し、小説のかたちでそれを自ら実践しようと挑戦し続けてきたのである。

『日本沈没』が書かれた一九七〇年代にはコンピュータも未発達で、インターネットなど存在しなかった。だが情報革命が起こり、爆発的に情報が飛び交うようになったことで、ひとりの人間がすべてを〝総合的に〟考察することは限界に達してしまったのだと思う。小松はそうしてついにパンクし、うつ状態に陥った。心身のバランスが崩れてしまった。総合知を達成するには人間として限界があるのだ、ということを誰よりもはっきりと示したのが小松左京という作家だったと私は思う。

パンクしてしまったのは小松だけではない。『日本沈没』が再映画化された際、一色登希彦による漫画版が連載された。その漫画は後半に独自の展開を見せるのだが、あまりに多くのことを考察しすぎたためだろう、やはり終盤になってバランスが崩れる。物語と登場人物の内面は崩壊寸前へと向かい、メタフィクションめいた様相さえ起ち現れる。まるでTVアニメ『新世紀エヴァンゲリオン』の終盤のようになってゆく。最後の最後で作者は踏み留まったように思えるが、最後の第一四巻と第一五巻のカバージャケットは真っ黒と真っ白であり、見るからに異様で、作者の心が燃え尽きたかのようでもある。だがこの一色版は傑作だ。人間の創造性ぎりぎりの境地にまで至った稀有な成果となっている。

SFは小松の夢を実現できたか。いまに至るまでそれは達成されていないと私は思う。
小松は『大震災'95』をジョン・ダンの詩の引用で締め括った。アーネスト・ヘミングウェイが小説のタイトルに採った詩でもある。それは小松の祈りのように読める。そしていまの私たちには、パンデミックの本質を衝いた詩のようにも見えることだろう。

なんぴとも一島嶼《とうしょ》にてはあらず
なんぴともみずからにして全きはなし
ひとはみな大陸《くが》の一塊《ひとくれ》
本土のひとひら（中略）
そはわれもまた人類の一部なれば
ゆえに問うなかれ
誰《た》がために鐘は鳴るやと
そは汝《な》がために鳴るなれば

（大久保康雄訳）

真の「総合知」へ向けて

だからこそ今回の新型コロナウイルス・パンデミックでは、真の総合知が試されている。

四月七日、政府は緊急事態宣言を発出。密閉・密集・密接のいわゆる「三密」を避け、人との接触を極力八割削減してもらいたいと、独自の方針を打ち出した。しかし想定された感染者の減少は達成されず、政府は五月四日、緊急事態宣言を五月三一日まで延長すると発表した。人々の行動を制限することは、公衆衛生学的には正しい。だが経済活動はそれによって大きな打撃を受ける。

これは二〇〇九年のパンデミック時に私たちが経験しなかったことだ。パンデミックが本当に広がったとき、その途中には公衆衛生学的対策と、経済対策の両方がクロスする時期があるのだと、今回私たちは初めて気づいたわけである。そしてそのとき社会に激しい混乱が生じる。感染症の専門家は、経済対策の専門家ではない。いくら行動制限を要請してもパチンコ店に行ってしまう人たちの心理についての専門家でもない。すなわちこの時期、専門家会議の専門家たちは、「専門家」でなくなってしまったのである。

専門家はどこまで責任を負うべきか。どこまで政策に関わるべきか。そしていった い「専門家」とは、突き詰めれば何であるのか。

今回、歴史人口学者の速水融《はやみあきら》氏を師に持つ歴史学者の磯田道史《いそだみちふみ》氏は、「『今回のパンデミックで』メディアも［感染症］専門家も責任がある、と後世の歴史家は書くと思います。責任追及という意味ではなく、もっと次にいい対処を取るための改善点の洗い出しをおこなうべきだと思っています」（BS1スペシャル『ウイルスVS人類3 スペイン風邪 100年前の教訓』二〇二〇年五月一二日放送）と述べた。確かにその通りだが、そこから先の具体的な話へ繋げることが大切なのだ。どうやって人文学的に問題を洗い出し、次のパンデミックへ教訓を活かすのか。

感染症の専門家や医療従事者、保健行政の人々は、これまで大流行に向き合うごとに、必ずその経過を文書に残し、後世に伝えてきた。二〇〇九年の新型インフルエンザ・パンデミックを総括した本は、宮村達男監修・和田耕治編集『新型インフルエンザ（A／H1N1）わが国における対応と今後の課題』、岡部信彦・和田耕治編集『新型インフルエンザパンデミックに日本はいかに立ち向かってきたか　1918スペインインフルエンザから現在までの歩み』などが出ている。感染症の専門家や行政担当者らが執筆し、編纂した書物だ。しかし二〇〇九年の日本のパンデミックに関して人文社会学系の専門家が中心となって総括を試みた本はいまなお一冊も出ていない。

つまり今回の新型コロナは、〝感染症専門家以外の専門家が初めて真剣に向き合うこととなったパンデミック〟なのである。

パンデミックという複合的事態を乗り越えるには、感染症の専門家とそれ以外の専門家の働きが重なる時期があるのだと、今回私たちは学んだ。感染症対策と経済対策は決してトレードオフの関係ではないはずだ。両者にとって最善の道を探る努力が必要で、大切なのは異なる専門家同士の連帯だ。

人間の脳には限界がある。だが多様な専門家が集まれば、そのテーブルには総合知が実現できるのではないか。それが小松左京の終生の希望だった。

他の道はあるだろうか。たとえば、いま社会が混乱しているのは政治家が科学を知らないためではないのか、という意見もあるだろう。ならば政策決断する政治家がもっと科学を勉強し、あるいは科学者自身が政治の一員となって政策決断すれば、もっと早期に、もっとよい対策が講じられたのではないか。

かつてそのような未来像を思い描いた科学者もいる。そのひとりがイギリスのJ・D・バナールだ。彼は一九二九年に『宇宙・肉体・悪魔 理性的精神の敵について』という思想書を発表し、いずれ人間は肉体やこの地球、宗教といった物理的・社会的制約を超えて宇宙へ出て行き、高度な精神体となるだろうと予言して、イギリスのSF作家オラフ・ステープルドンやアーサー・C・クラークに多大な影響を与えた。X線結晶構造解析のパイオニアであり分子生物学の礎を築いたバナールは、大戦の経験を経て、世界の科学者が集って政治的役割を果たすべきだと考え、そうした科学者組織の設立に動き、一九三九年の『科学の社会的機能』を含めてその著作は戦後の知識人に広く読まれた。科学者が政策決断に関わるべきだという考えは昔からあったのである。

だがバナールの理想がいま実現しているとは思えない。また、本当に科学者自身が政治に関わるのはよいことなのだろうか。バナールはソ連のルイセンコ主義を支持したが、結局ルイセンコ学説は誤りであり、ソ連が政治運動に失敗したことを私たちは知っている。

一方、感染症学の専門家は、これまで何度か苦い失敗を経験してきた。仙台医療センターに勤務する感染症専門家の西村秀一《にしむらひでかず》氏は、パンデミック対策の基本書、『史上最悪のインフルエンザ　忘れられたパンデミック』『豚インフルエンザ事件と政策決断　1976起きなかった大流行』の翻訳紹介者でもある。西村氏はこの二冊の翻訳に関して、「最初の目標がパンデミック対策のアクセルを踏むことだとしたら、次の目標はブレーキを踏んでみることだった」と書いている。「出口戦略」という言葉が使われるようになったいま、とりわけ後者の書物は示唆を与えてくれる。

『豚インフルエンザ事件と政策決断』は、実際にアメリカで起きたウイルス・パンデミック対策の失敗を記録し、検証した報告書であり、公衆衛生学を学ぶ後世の人たちへの教科書、指南書である。事件のなりゆきはこうだ。一九七六年一月、ある陸軍施設でひとりの兵士が死亡し、この兵士から新型の豚インフルエンザウイルスが発見された。豚インフルエンザといえば第一次世界大戦時の一九一八年に大流行し、全世界で数千万人の死者を出した系統のウイルスだ。ひとりのCDC（アメリカ疾病対策センター）研究者が事態を重く見て、「パンデミックが起こるかもしれない」という警告の文書を公衆衛生局に提出した。警告は保健教育福祉省（これは当時の組織名。現在は保健福祉省と教育省に分かれる）の長官へ上げられ、そこからホワイトハウスへと伝えられた。当時の大統領フォードはこれを受けて三月、全国民にワクチンを接種させるという大決断を下した。実際に一〇月一日から接種が始まり、一〇週間で四〇〇〇万人が接種を受けたといわれる。

しかし同月中旬からワクチン接種者のなかに死亡者が現れ、メディアはワクチン禍だとして死者数のカウントを始め、世論を煽った。ワクチンの副作用と思われるギラン・バレー症候群が発症したのである。政府はワクチン政策の中止に追い込まれ、保健教育福祉省の長官は別の人にすげ替えられた。しかも豚インフルエンザは結局広まらず、パンデミックにはならなかった。

当時、一部の専門家からは「ワクチンを備蓄するまではよいが、実際に接種へ踏み切るのは待ってもよいのではないか」という主張もあった。だが「パンデミックが起こってからでは遅すぎる」との意見もあり、前者の主張は採用されなかった。

この事件は専門家が警告を発し、大統領がそれを信じたことによって始まった。だが、それではどうすればよかったのか。アウトブレイク時にはプロアクティブに動く必要がある。初期のころはとくに情報が不足している。予測が外れることはもちろんある。「感情」や「価値観の違い」が擦れ違いや軋轢を生み出し、「社会的圧力」が政策決定に力を及ぼすこともある。誰に責任があったのだろうか。

専門家とは自分の専門に沿って提言する存在であり、政策を決断するのは科学の素人である政治家だ。では専門家はどのように自分たちの意見を科学の素人である政治家に伝えるべきか。素人である政治家はどのように専門家の意見を聞き、それを政策に落とし込むべきか。この本ではそうしたことが繰り返し読者に問われる。政府直結の専門家（保健教育福祉省やＣＤＣ）とは別にセカンドオピニオンを聞くためのグループを設置すべきではなかったかという意見も記されている。最初の専門家の文書が危機感を煽りすぎたとの指摘もある。文書を受け取った上司が感染症の専門家でなかったことも記されている。だがそれらを見直すだけで本当に充分だろうか。

『豚インフルエンザ事件と政策決断』には、ワクチン接種でギラン・バレー症候群を発症したのは約一〇万人にひとりの割合だったと書かれている。決して大きな数字ではない。しかもワクチン接種と発症の因果関係は（書籍刊行の時点で）不明だとさえ書かれている。実際に自分がこれら登場人物のひとりだったらどう決断し、行動しただろうか、と考えると、私自身はっきりとした答が出てこない。公衆衛生学の授業ではこの本を教材として、各学生に「自分だったらどう決断するか」と問いかけるわけだが、「こうすべきだった」という正解はおそらく存在しないのだろう。それほど政策決断とは難しいものなのだ。しかし、それでも、「よりよい判断」は存在するのかもしれない。それが、希望ではないのか。この本に添えられた当時の推薦文にもすでにそうした未来への方向性は示されている。

これはあくまで私個人の意見であるが、政策決断する者は決して科学者でなくてもよい。専門家はそれぞれおのれの専門に拠って立ち、誠実に、そして想像力を働かせて、提言をすればよい。だが社会が本当の苦境に達すると見込まれたときは、個々の専門の枠を超えて、多くの分野の専門家が知恵を出し合う必要がある。そしてそれら専門家は、それぞれおのれの専門にきちんと立脚した上で、他の専門家の見解に謙虚に耳を傾け、対話しなければならない。そのためのボキャブラリーをつねに鍛えておかなければならない。政策決断する政治家、行政官もまた同様であり、そしてそれぞれの〝現場〟で事態に立ち向かうすべての人もまた同じである。そのとき真に必要とされるのが、「本当の人間らしさとは何か」という究極の問いかけ、終わりのない対話である。その究極の問いによって、私たちは手を取り合い、連帯するのである。

最後に、「人間らしさ」について

四月一一日、私はＮＨＫのＥＴＶ特集『緊急対談　パンデミックが変える世界〜海外の知性が語る展望〜』を観て、そこに登場したジャック・アタリ氏の発言に感銘を受けた。

番組はまずアタリ氏が今回のパンデミックを受けて自分のウェブサイトで意見を発

信していること、「生命万歳 Cheers for Life!」「ポジティブに考えて生きよう Think and Live Positive!」と頻繁にポジティブな言葉が使われていることを示した上で、キャスターの道傳愛子《どうでんあいこ》氏がリモート回線越しにこう尋ねた。

「あなたのブログをずっと読んでいますが、その一貫した楽観主義 optimism が印象に残りました。そのポジティビズムや楽観主義はどこから出てくるのですか」

ポジティビズムとは聞き馴れない表現だが、道傳キャスターはアタリ氏の前向きさについて尋ねたのだ。アタリ氏の返答と、両者の対話に私は心を動かされた。

「まずポジティビズムとはオプティミズム（楽観主義）とは異なります。たとえば、観客として試合を見ながら『自分のチームが勝ちそうだな』と考えるのが楽観主義です。一方、ポジティビズムは、自らが試合に参加し『うまくプレイできればこの試合に勝てるぞ』と考えることです。そういう意味では私はポジティブであるといえるでしょう。私は人類すべてがこの試合に勝てると考えています」

「エンパシー empathy と利他主義について語っておられますが、人々がパニックになって買い占めをおこなったり、国境を封鎖したりするなかで、利他主義とはどのような意味を持つでしょうか。あなたのことを『無私の聖人』のようにいう人もいるのでは」

「いいえ、利他主義は合理的利己主義に他なりません。自らが感染の脅威に晒されないためには、他人の感染を確実に防ぐ必要があります。利他的であることは、ひいては自分の利益となるのです」

アタリ氏は以前から「利他主義 altruism」の重要性を説いてきた。私はそうしたことさえ知らず、後日学んだ。彼は別の番組で利他の精神を次のように説明している。

「私はしばしば『利己的でありながら利他的にもなれる』といっているのです。私はこれを『利己的な利他主義 selfish altruism』または『合理的な利他主義』と呼んでいます。経済理論の提唱者のひとりにアダム・スミスがいますが、『国富論』で」国の富とは何であるかや資本主義について定義しました。ですがもうひとつの本『感情道徳論』では利他主義の理論について書いています。同じことです。あなたのパンが売れる場合は、あなたの客は満足しているということです。ですからパン屋の客に対する利他主義は、パン屋のためになっているのです」（BS1スペシャル『欲望の

資本主義2020スピンオフ ジャック・アタリ大いに語る』二〇二〇年四月二三日放送）

彼はかねてから著書でエンパシーの大切さを述べていた。そして今回も、楽観主義ではなくポジティブに考えて生きようと説いた。いま私たちは真に何と闘っているのか、真の人間らしさとは何であるのか、教えてもらった気がした。ここまで来てようやく私たちは、本当の「ウイルスVS人類」という視点に立つことができる。

「楽観的にならないこと、悲観的にならないことで、もっとも大事なことは絶望しないことです」——二〇〇九年に私が押谷氏から聞いた言葉だ。

私はパンデミックが世界的に広がりつつあった三月に放送された『100分de名著』で、先に紹介したSF作家アーサー・C・クラークの業績を伝える指南役として出演していた。クラークは生涯にわたって自らを「楽観的な懐疑主義者」と称していた。彼はつねに科学と人類の未来に対して楽観的であった。そうしたクラークの精神に惹かれるSF読者はいまもたくさんいる。だが一方で彼は周囲の仲間から「エゴイスト」と呼ばれていた。彼の著作を読むと、ときにそのエゴが洞察を曇らせてしまったこともあったように思う。科学や〝専門〟は、また仲間同士のコミュニティは、つねに陥穽に落ちる危険性がある。そしてときに私たち人間社会は、楽観主義であるだけではだめなのだ。

「科学者、技術者（そして作家）は、未来に対して楽観的であって構わない。しかしつねに謙虚でなければならない」――と私は番組のNHKテキストに書いた。クラークの著作と生涯を学び直し、改めて敬愛の念を持った上で、彼のその先に何ができるのか考えたかったのである。そして今回、私は押谷氏の言葉を改めて思い出す。だから私は文学に対しても楽観もしなければ悲観もしない、絶望もしない。私は小説家であり、感染症の専門家ではないが、想像力の専門家であると、二〇〇九年に書いたことを思い出す。

希望を持って最善を尽くして生きる。今回のパンデミックで私が思い出し、学んだのは、そのことである。

（二〇二〇年五月一五日）

おわりにかえて

NHKエンタープライズ　エグゼクティブ・プロデューサー　堅達京子《げんだつきょうこ》

2020年1月1日。私は、NHKスペシャル「10 Years After 未来への分岐点」という番組を放送し、「この10年が人類にとって正念場である」という科学者からのメッセージを視聴者に届けた。それは、「気候変動の加速によって地球の限界が迫っており、パラダイムシフトを起こさなければ、人類が生き延びることはできない」というものだった。まさか、そのわずか数か月後に、世界が同時に新型コロナウイルスと闘っているなどと、誰が想像できたであろうか。だが、まさに〝想定外〟のことが起きたのである。

本書の契機となったBS1スペシャル「ウイルスVS人類」は、第一線の専門家同士の対話を通して、この〝想定外〟の事態を俯瞰的に見つめる狙いで企画された。3月

2日、ドキュメンタリー制作で実績があるプロダクション、パオネットワークのディレクターチームとともに、緊急モードで制作がスタートした。

“未知のウイルス”に立ち向かう専門家の言葉

すぐに脳裏に浮かんだのは、政府の専門家会議メンバー押谷仁教授の顔だった。2008年に「未来への提言」というシリーズを担当した際、押谷さんがアメリカCDCのウイルス学者ナンシー・コックスさんと対談する番組を制作したご縁もあってのことだ。

押谷さん、五箇公一さん、瀬名秀明さん、そしてNHK中村幸司解説委員を交えた討論が実現したのは、3月11日。この日、WHOはパンデミック（世界的大流行）を宣言したが、朝、私たちが顔を合わせた時点ではまだ公表されていなかった。しかし、会場に入ってこられた押谷さんのあまりにも厳しい表情に、一同、これから世界が直面する未曾有の事態を想像しながらの収録となった。奇しくもこの日は、東日本大震災から9年という節目の日。2時間半あまりに及んだ討論は、非常に深く心に刺さるものだった。

印象的だったのは、五箇さんが映画『シン・ゴジラ』の例えを出したことだ。巨災対（巨大不明生物特設災害対策本部）は、もちろんフィクションだが、〝未知のもの〟と闘う流儀には、通底するものがある。五箇さんも指摘する通り、実は日本人は、〝未知のもの〟と組織横断的に闘うのが苦手だ。東日本大震災の際の原発事故でもそうであったし、今回の新型コロナウイルスとの闘いでも、如実に浮かび上がっている。そんな中で、最前線で闘っておられる専門家の方々のご苦労はいかばかりであろうか。この場を借りて、6人の専門家の方々に対し、ご多忙の中、歴史の記録としても極めて貴重なお話をいただいたことに心から感謝を申し上げる。

これからやって来る可能性のある第二波、第三波に備えるためにも、彼らがより高い専門性を発揮できる組織横断的な体制づくり、デジタル化も含めたロジスティックの早急な強化を求めたい。押谷さんのチームのモットーである「最善を望み、最悪の事態に備える」ためにも、大切なことだと私は思う。

おかげさまで「ウイルスVS人類」は好評をいただき、直ちに第2弾を制作することになった。テーマは「カギを握るワクチンと治療薬」。収録したのは4月18日だ。緊急事態宣言が出されていたため、NHKのスタジオには中村解説委員のみ。進行役の瀬名秀明さんも含め全員リモート出演だ。ネットでも、「ちょっとなんだかSFチック」という感想が聞かれたほどの不思議な空間だが、ウィズコロナ時代の象徴的な収録となった。

最大の関心は、この異常な事態がいつ終わるのか？　ワクチン開発の最新の見通しについて、一同、耳をそばだてた。政府の専門家会議のメンバーでもある河岡義裕さんが語ったのは、「極めて長い闘いになる」という厳しい現実。思わずため息をついた。だが、「科学の進歩に期待してほしい」という岡部信彦さんの言葉や、大曲貴夫さんが世界中の英知と情報を共有しながら研究を進めておられる姿に、ささやかだが希望を見出すことができた。

アフターコロナの世界がめざすべきもの

私たちは、さまざまな意味において、ビフォーコロナの世界に戻ることはできない。

もちろん自粛を要請されているのに十分な休業補償が伴わないという辛い現実の中で疲弊している方々の多くは、収束後の経済のV字回復を強く願っておられるだろう。だが、アフターコロナの世界がめざす方向性は、今までと同じでいいのだろうか？もとより大量生産大量消費型の経済と猛烈なグローバル化、そしてそれに伴う自然破壊の加速が今回の災厄をもたらしたのだとすれば、この痛みをバネに、もっと持続可能な世界に転換していくのでなければ、犠牲となった方々や今も不条理な苦しみに耐え続けているすべての人の苦労が水泡に帰すのではないか。

それは、国連が進めているＳＤＧｓ（持続可能な開発目標）の「誰一人、取り残さない」という理念を、本気で実践できるかどうかの試金石でもある。検査もままならないアフリカの国々や、南米、さらにはロヒンギャの人々の難民キャンプでも感染が広がっているとの報道もある。日本で闘っている人々の間にも、外国人労働者やホームレス、障害のある方や難病を抱える方、介護を必要とする方、ひとり親の家庭や、貧困や家庭内暴力に苦しむ方など、とりわけ手を差し伸べる必要性が高い人々がいる。こうした最も弱い立場にある人のことを、決して忘れてはならない。

だが実は、危機のただ中にある今こそ、誰もが生きやすく、働きやすい社会をめざして大胆な改革に挑むチャンスなのではないか。五箇さんはキーワードとして「地産地消」をあげておられたが、私も行きすぎたグローバル化を見直し、再生可能エネルギーによるネットワークといったエネルギー分野の変革も含めて、パンデミックや災害時にも強い「分散型社会」をつくることが肝要だと思う。

皮肉なことに人類が排出する二酸化炭素の量はコロナ危機で激減したが、元日の番組でも警鐘を鳴らした地球温暖化の非常事態は今も続いている。リーマンショック後のように、経済回復を第一として〝リバウンド〟させるのではなく、脱炭素経済に生まれ変わらせる好機と捉え、パラダイムシフトを加速させるべきだ。

そして、無謀な森林開発などによって、コウモリをはじめとする野生生物から未知のウイルスが人間へとうつることを食い止めたり、温暖化が進むことで永久凍土が溶け、新種のウイルスが人類に襲いかかることを防いだりするべきではないだろうか。

私たちは、自然からの警告を真摯に受け止め、行動に移していかなければならない。

新型コロナウイルスをめぐる課題は裾野が広く、今回、すべてのテーマを掘り下げられたわけではない。私たちは、ウイルスとの闘いの全貌を今後も多角的に伝え続けていく覚悟だ。そして「闘っている相手はパンデミックではなく、現代社会だ」という瀬名さんの言葉には、心から共感する。また、ウイルスと闘うのではなく〝共生〟すべきではないかという声にも、謙虚に耳を傾ける必要がある。だとしたら、ウイルスとの〝共生〟に向けて、あらんかぎりの知恵を出し合い、いままさに学んでいるさまざまな教訓を生かし、世界の先進事例を取り入れ、ピンチをチャンスに変えていければと思う。

専門家たちの示唆に富む考察に満ちた本書が、その一助になれば幸いである。

２０２０年５月25日　　緊急事態宣言が解除された東京にて

BS1スペシャル
ウイルスVS人類　未知なる敵と闘うために
放送：2020年3月19日（木）
　　　NHK BS1 21:00〜21:50（50分）

ウイルスVS人類2　カギを握るワクチンと治療薬
放送：2020年4月25日（土）
　　　NHK BS1 20:00〜20:50（50分）

語り	湯浅真由美　石橋亜紗
撮影	剣持文則　山形和也
音声	佐竹樹郎　坂井真一
	黒沼正人　富永憲一
映像技術	山本浩三　石井隆太　西村康弘
技術	西村逸人
美術	山本享二
音響効果	新井誠志
編集	坂本雄一
ディレクター	藁科直靖　上條達也
プロデューサー	平良英　川畑耕平
制作統括	堅達京子　古屋吉雄
制作	NHKエンタープライズ
制作協力	パオネットワーク
制作・著作	NHK

文春新書

1270

ウイルスVS人類《じんるい》

2020年6月20日　第1刷発行

著　者　瀬名秀明　押谷　仁
五箇公一　岡部信彦
河岡義裕　大曲貴夫
NHK取材班

発行者　大　松　芳　男
発行所　株式会社　文　藝　春　秋

〒102-8008　東京都千代田区紀尾井町3-23
電話（03）3265-1211（代表）

印刷所　理　想　社
付物印刷　大　日　本　印　刷
製本所　大　口　製　本

定価はカバーに表示してあります。
万一、落丁・乱丁の場合は小社製作部宛お送り下さい。
送料小社負担でお取替え致します。

ISBN978-4-16-661270-3